# FRACTURES

## DE LA

# COLONNE VERTÉBRALE

PAR

## G. ROUX DE BRIGNOLES

Professeur suppléant à l'École de Médecine de Marseille
Chirurgien des Hôpitaux
Membre correspondant de la Société de Chirurgie de Paris

## PARIS

## MASSON ET Cⁱᵉ, ÉDITEURS

LIBRAIRES DE L'ACADÉMIE DE MÉDECINE

120, Boulevard Saint-Germain

**1898**

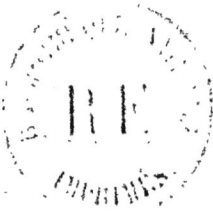

# FRACTURES

#### DE LA

# COLONNE VERTÉBRALE

Marseille. — Typ. et Lith. BARLATIER, rue Venture, 19.

# FRACTURES

## DE LA

# COLONNE VERTÉBRALE

PAR

## G. ROUX DE BRIGNOLES

Professeur suppléant à l'École de Médecine de Marseille

Chirurgien des Hôpitaux

Membre correspondant de la Société de Chirurgie de Paris

PARIS

MASSON ET Cⁱᵉ, ÉDITEURS

LIBRAIRES DE L'ACADÉMIE DE MÉDECINE

120, Boulevard Saint-Germain.

1898

# FRACTURES

### DE LA

# COLONNE VERTÉBRALE

#### PAR

## Le Dʳ G. ROUX DE BRIGNOLES

Professeur suppléant à l'École de Médecine de Marseille
Chirurgien des hôpitaux
Membre correspondant de la Société de Chirurgie de Paris

## CHAPITRE PREMIER

**Étiologie :** Influence de l'âge et du sexe. — Causes directes. — Causes indirectes. — Mécanisme des fractures indirectes.
**Historique :** Première période, jusqu'au mémoire de Louis. — Deuxième période, Nélaton, Roche, Sanson et Lenoir. Expériences de Bonnet, Malgaigne et Philippeaux. — Troisième période : Expériences de Chodevergne, de Mollière, Ch. Ferré, Tillaux, Bourdon. Thèse de Ménard. — Chipault. — Conclusions.

L'intérêt que présente l'étude des fractures de la colonne vertébrale est dû au nombre et à l'importance des organes intéressés par le traumatisme et au retentissement considérable que les lésions de ces mêmes organes exercent sur l'organisme tout entier. De même que dans les fractures du crâne, en dehors des désordres purement osseux si délicats à bien établir il y a lieu de tenir grand compte des altérations consécutives du cerveau de ses enveloppes et des nerfs crâniens, de même dans celles du

rachis, s'il convient de faire une large part à l'étude de
leur mécanisme et de ses conséquences au point de vue des
lésions osseuses et ligamenteuses (ce qui constitue un élément important de la question), il faut en réserver une non
moins grande aux altérations de l'appareil nerveux contenu
dans le cylindre osseux : à la moelle. Les lésions médullaires, celles des enveloppes, des nerfs rachidiens, les troubles moteurs et sensitifs qui en résultent constituent un
grand chapitre d'anatomie et de physiologie pathologiques
médullaires qu'il nous faudra parcourir.

Mais, tandis que les fractures du crâne ont largement
bénéficié du progrès de la chirurgie moderne, il n'en est
pas encore ainsi de celles de la colonne vertébrale ; les
interventions y ont été timides, rares, peu fructueuses, aussi
les indications opératoires sont-elles vagues, mal posées,
et jusqu'ici plutôt négatives ; si dans cet ordre d'idées
la route à parcourir a été entrevue, on peut dire que malgré les essais hardis de quelques chirurgiens de mérite,
elle reste encore presque tout entière à tracer.

Contrairement à l'usage, je ne ferai pas un historique
général de la question, évitant ainsi une énumération de
noms fatigante par sa longueur et sans grande utilité pratique. Tout autrement instructive sera, je l'espère, l'incur-
sion que nous ferons dans l'histoire de la médecine à l'occasion des principaux problèmes que nous aurons à
résoudre : mécanisme, anatomie pathologique, altérations
médullaires, traitement. Cette manière de procéder nous
permettra de nous rendre un compte bien plus exact des
progrès de la science, et de juger la véritable valeur des
conquêtes chirurgicales successivement effectuées. En outre la sélection que l'examen attentif des travaux que nous
aurons à consulter nous permettra d'établir entre les
théories démodées dont une expérimentation plus précise
a démontré la fausseté et celles au contraire qui sont
entièrement confirmées nous conduira d'une façon claire
et sûre à l'adoption des théories scientifiques actuelles.

**ETIOLOGIE. — Influence de l'âge et du sexe**

Les fractures de la colonne vertébrale sont exception-
nelles chez l'enfant, très rares chez l'adolescent et le
vieillard ; c'est surtout à l'âge adulte qu'on les rencontre
et beaucoup plus chez l'homme que chez la femme. Celle-
ci est en effet bien moins exposée aux grands traumatisme,
et les rares cas constatés résultent presque tous de tentatives de suicide. Les enfants sont non seulement en dehors
des conditions étiologiques habituelles, mais encore leur
rachis possède une élasticité qui leur évite souvent la fracture bien que les expériences de Chipault montrent
qu'on peut très facilement la produire expérimentalement
à cet âge. L'absence de causes occasionnelles chez le vieillard compensant largement la grande fragilité de la
colonne explique l'extrême rareté des fractures à cette
époque de la vie. Quant aux renseignements fournis par
l'âge, voici à ce sujet ce que nous donne la statistique : sur
161 cas on trouve 69 de 20 à 30 ans, 40 de 30 à 40, 52 de 40
à 50 ans.

Les fractures du rachis sont de cause directe ou indirecte :

1° *Causes directes.* — Après avoir longtemps régné en
souveraines dans l'Etiologie des ruptures vertébrales, les
causes directes sont à l heure actuelle reléguées au rang
d'exception qui leur convient. Ayant pour résultat presque
exclusif les lésions des apophyses épineuses et des arcs
vertébraux, elles consistent surtout en violences appliquées
sur ces parties : chute d'un lieu élevé sur un corps résistant, éboulement dans les carrières, passage d'un corps
pesant tel que roue de voiture, tonneau rempli de liquide ;
coup de pied de cheval, etc. Mais toutes ces causes directes
ne peuvent être acceptées sans contestation, aussi bien

souvent un examen attentif du mode d'action de l'agent vulnérant permettra-t-il de leur substituer à juste titre un mécanisme indirect.

*2° Causes indirectes.* — Ce sont les seules que les résultats de l'expérimentation nous permettent d'invoquer à l'heure actuelle pour les fractures du corps vertébral. L'étude de ce mécanisme, une des plus belles conquêtes des méthodes expérimentales modernes, est extrêmement intéressante, mais pour porter un jugement éclairé sur les faits actuellement acquis, il convient d'examiner avec quelque détail les différentes théories qui ont successivement régné dans la science.

Cette étude historique, riche en enseignements, peut être divisée en 3 périodes.

### Mécanisme des fractures indirectes.

**Première période.** — Elle comprend toutes les conceptions antérieures au mémoire de Louis (Académie de chirurgie 1774). C'est le règne de la luxation : toutes les fois que le rachis est déformé on pense à un déplacement articulaire et le traitement a pour but la réduction. En 1774 Louis démontre la rareté des luxations par rapport aux fractures, celles-ci compliquent presque toujours la luxation, aussi les conclusions de Louis sont-elles : « Qu'il n'y « a pas lieu de réduire puisque la luxation n'existe pas » en outre, pour ce chirurgien les fractures sont de cause indirecte : « Elles ne se font guère par l'effet de la percussion « immédiate mais par la secousse et l'ébranlement dont « l'endroit fracturé est le centre ».

**Deuxième période.** — Louis a imposé l'existence de la fracture et fait admettre sa fréquence relative, mais son autorité n'a pas suffi pour faire adopter les causes indirectes, l'effet direct du traumatisme est seul accepté et il faut arriver à Bonnet et Malgaigne vers le milieu du siècle pour voir dissiper cette erreur.

Avant eux en 1811 Nélaton, Roche, Samson et Lenoir, avaient cru à une cause directe ordinaire et par hasard seulement au contre-coup. En 1815, Bonnet et Malgaigne établissent nettement que les fractures vertébrales sont presque toujours indirectes et proviennent de chutes sur la nuque ou sur le siège, de pressions sur le haut du tronc; qu'elles peuvent aussi résulter de chutes sur le dos.

EXPÉRIENCES DE BONNET. — Bonnet étudie séparément tous les mouvements qui se passent dans le rachis: flexion en avant, en arrière, flexion latérale, rotation. — Il constate que dans la

a. *flexion en avant.* Il n'y a jamais luxation mais fracture des apophyses épineuses, des lames et du corps. La fracture du corps est oblique en haut et en avant, le trousseau ligamenteux postérieur est déchiré complètement ou incomplètement, les disques intervertébraux détachés dans une certaine étendue du corps de la vertèbre ne sont jamais déchirés.

b. *flexion en arrière.* Les ligaments antérieurs et postérieurs sont déchirés ainsi que les muscles psoas, intertransversaires et les piliers du diaphragme, le disque intervertébral est arraché de la vertèbre supérieure ; la fracture du corps passe en arrière entre les apophyses articulaires supérieures et transverses d'une part, et les apophyses articulaires inférieures et épineuse d'autre part. Une fois sur cinq on observe une fracture des apophyses épineuses.

c. *rotation.* Tandis que les expériences de flexion du corps en avant et en arrière produisent facilement la fracture rachidienne, la rotation au contraire exige pour conduire au même résultat une force beaucoup plus considérable. Cependant Bonnet a pu obtenir expérimentalement quelques fractures par ce dernier mécanisme.

En résumé pour Bonnet, les fractures vertébrales sont

toujours de cause indirecte et quel que soit le traumatisme initial, chute, coup, pression, etc., elles résultent d'un mouvement forcé.

Malgaigne a les mêmes opinions, il n'admet les causes directes que pour les cassures des apophyses épineuses et des lames vertébrales. Le corps est toujours fracturé indirectement, mais il fait dans l'étiologie une certaine part à l'*écrasement* qu'il n'accepte du reste que combiné avec une flexion forcée en avant.

Philippeaux, 1852, adopte la théorie de Malgaigne et entreprend de la démontrer expérimentalement.

**Troisième période. — CHEDEVERGNE. —** Nous arrivons maintenant aux belles recherches de Chedevergne exposées dans un remarquable travail de 1867. Comme Bonnet il étudie les mouvements forcés de flexion en avant et en arrière: tous produisent les fractures rachidiennes indirectes, par arrachement. Dans cette classe entrent les cassures déterminées par les chutes sur le dos, le choc du tronc contre un obstacle, la pression d'un fardeau tombant sur la partie supérieure du tronc déjà fléchi. C'est encore ce mécanisme qui sous l'action de la pesanteur et de la vitesse acquise fracture un rachis dans la chute sur les pieds, à condition qu'il y ait déjà un certain degré de flexion. Si, au contraire, le tronc est dans l'extension il y aura écrasement par les deux résultantes verticales opposées, la résistance du sol et la pesanteur $mv^2$ marchant en sens inverse.

Donc, pour Chedevergne, la flexion ou plutôt l'arrachement joue le principal rôle : « Dans la flexion forcée en avant, dit-il, la courbure dorsale s'exagère, la courbure lombaire commence à se redresser et de convexe en avant devient concave; l'S formé à l'état normal par ces deux courbures s'efface de plus en plus. Les deux branches, se dirigeant d'abord en sens inverse, se mettent bientôt dans le prolongement l'une de l'autre sur un arc de cercle assez régulier dont le rayon diminue à mesure que la pression cherche à rapprocher ses deux extrémités : il n'est pas encore arrivé à constituer une circonférence qu'un craquement se fait entendre ; le ligament supérieur a arraché son point d'insertion au sommet de l'apophyse épineuse. Le mouvement se continue : il se produit entre l'apophyse lésée et celle qui est au-dessus un écrasement qui s'accroît d'instant en instant ; l'interépineux entraîne la crête de l'apophyse lésée le ligament jaune et le bord supérieur de la lame vertébrale: bientôt le grand surtout ligamenteux se déchire, et le corps de la vertèbre est séparé en deux fragments dont généralement le supérieur est très mince et l'inférieur beaucoup plus considérable.

Dans la flexion forcée en arrière, le mécanisme est le même, seulement ses phases se passent en sens inverse. » L'écrasement que Chedevergne relègue au deuxième plan doit cependant, d'après lui, être pris en considération mais dans une certaine mesure.

**Théorie de Mollière.** — Mollière, dans le *Lyon médical* (1872) reproche à Chedevergne et à Bonnet de n'avoir pas expérimenté sur des cadavres entiers. Désireux de combler cette lacune il fait une série de douze expériences qui l'amènent à attribuer à l'écrasement des corps vertébraux le rôle essentiel dans la production de leurs fractures. Des renseignements fournis par son expérimentation personnelle il conclut :

*a.* Pour qu'il y ait écrasement des corps vertébraux, il faut que les ligaments interépineux résistent.

*b.* La rupture des arcs vertébraux ne peut pas être produite tant que les corps vertébraux sont intacts.

*c.* Si l'on peut admettre les fractures par arrachement des corps vertébraux pendant les mouvements de flexion forcée, cet arrachement est toujours consécutif à un certain degré d'écrasement de la région antérieure de cet os.

Ch. FÉRÉ adoptant les idées de Mollière défend l'écrasement et conclut expérimentalement qu'il est la cause des fractures indirectes et précède toujours la rupture des arcs postérieurs.

TILLAUX depuis plusieurs années adopte la flexion forcée se produisant dans les chutes sur le siège, sur la nuque, dans les éboulements ou les heurts contre un corps dur.

BOURDON poussant à l'extrême la théorie du tassement de Mollière émet une hypothèse inadmissible ; dans une chute à plat sur le dos, il se produirait d'après ce chirurgien un redressement de l'ensellure par tassement des vertèbres, les épaules et le bassin étant sur le même plan, le reste de la colonne vertébrale tendrait à s'y placer d'où tassement vertébral d'origine traumatique.

**Expériences de Ménard.** — Les nombreuses expériences de Ménard (thèse 1889) l'on conduit à attribuer une importance à peu près égale à la flexion (arrachement) et à l'écrasement.

C'est l'opinion à laquelle nous nous rallierons, d'accord en cela avec un chirurgien dont la compétence est incontestable dans toutes les questions qui touchent à la chirurgie du rachis et de la moelle : Chipault.

CHIPAULT. — Par ses expériences personnelles, fait lui aussi jouer un rôle à l'arrachement et à l'écrasement, mais il appelle en outre l'attention sur deux facteurs méconnus et bien importants cependant. 1° Le dé collement ligamenteux séparant le surtout ligamenteux postérieur de la face postérieure du corps vertébral sous jacent au corps vertébral fracturé, et le surtout antérieur de la face antérieure de ce même corps. 2° La présence « d'une ligne de moindre résistance, qu'au rachis comme au crâne suit le trait de fracture : à la région dorsale, décollant le ligament inter-épineux au ras du bord inférieur d'une apophyse épineuse, fracturant à sa base l'apophyse épineuse sous jacente, passant à travers l'articulation latérale en la luxant plus ou moins, coupant le trou de conjugaison, puis venant diviser le corps vertébral sous-jacent à ce trou en deux segments par un trait oblique en bas et en avant ; à la région dorsolombaire, décollant le ligament interépineux de l'apophyse sous jacente, passant à travers l'articulation puis suivant le même trajet que ci-dessus ; les trous de conjugaison pouvant du reste, au rachis comme au crâne arrêter la marche de la fracture. »

Connaissant maintenant le mécanisme qui produit les fractures du rachis, nous allons par ce mécanisme même en déterminer la localisation dans les différents segments de la colonne.

# CHAPITRE II

Résultat direct du mécanisme des fractures du rachis. — Localisation
   des lésions dans certains groupes de vertèbres.
      Opinion de Bonnet, Chedevergne, Mollière, Serré, Ménard, Chipault.
Mode d'action du traumatisme sur les différentes régions rachidiennes.
   Régions dorso-lombaire, dorsale, cervicale. — Conclusions.

A l'heure actuelle l'interprétation exacte des résultats
expérimentaux a établi définitivement quelles sont les régions vertébrales les plus atteintes pour chaque genre de
traumatisme, et dans chaque région quelle est la vertèbre
le plus souvent fracturée. Mais ici encore nous recueillons
le bénéfice des travaux de nos devanciers et il y a lieu d'en
faire un examen approfondi.

### Localisation des fractures du Rachis.

BONNET. — Pour Bonnet les désordres consécutifs aux
mouvements de flexion forcée se passent dans la région la
plus mobile, c'est-à-dire au niveau des XI^me et XII^me dorsales, des I^er et II^me lombaires ; il localise donc les fractures
dans la région dorso-lombaire quand la flexion porte sur
le tronc en totalité ; dans le cas de chute sur la tête la cassure a lieu dans la région cervicale inférieure.

CHEDEVERGNE. — Les expériences de Chedevergne le
conduisirent à cette conception que dans la flexion en
avant la fracture se produit au niveau de la XII^e dorsale
ou de la I^re lombaire parce que cette dernière est dans une
situation spéciale au point d'accordement des deux courbes
du rachis et qu'elle jouit d'une mobilité plus considérable
que les autres.

Au moment du redressement des deux courbes (dorsale

et lombaire) un craquement se fait entendre « le ligament supérieur a arraché son point d'insertion au sommet de l'apophyse de la XII° dorsale ou de la I° lombaire, le mouvement se continue, il se produit entre l'apophyse lésée et celle qui est en dessous un écartement qui s'accroît d'instant en instant; l'interépineux entraîne la crête de la même XII° et XIII° épineuse le ligament jaune et le bord supérieur de la lame vertébrale. Bientôt le grand surtout ligamenteux se déchire et le corps de la vertèbre se sépare en deux fragments dont généralement le supérieur est très mince et l'inférieur beaucoup plus considérable. »

Nous savons que dans la flexion en arrière le mécanisme est le même, la localisation ne varie donc pas et c'est encore la XII° dorsale ou la première lombaire qui sera fracturée.

Mollière. — Le chirurgien lyonnais constate que la flexion forcée du tronc isolé exerce son action dans la région lombaire, si ce mouvement s'exerce sur la colonne vertébrale entière, c'est la partie moyenne de la région dorsale qui doit entrer en jeu. Dans ces cas, en outre, la violence du traumatisme produit une fracture de côtes ou bien di  nd les cartilages costaux, ou rompt le sternum). La flexion, pour Mollière, détermine la localisation de la rupture au niveau de la région dorsale, mais la cause véritable est l'écrasement qui exerce son action au point où la flexion a produit un *locus minoris resistentiæ*.

Ch. Séré. — Les chutes sur les ischions ont donné à Ch. Séré (précipitation des cadavres d'une certaine hauteur), des fractures de la XII° dorsale, 2 de la II° lombaire, 2 de la IV°, 2 des I° et II° à la fois, 1 des XII° dorsale et I° lombaire et 1 des I° et III° lombaires, les apophyses épineuses étaient intactes, les corps vertébraux écrasés ; il confirmait ainsi les idées de Mollière, l'écrasement se faisant avant que l'arc postérieur soit rompu.

Ménard. — Nous avons déjà cité les nombreuses et inté

ressantes expériences de Ménard ; on sait que voulant exactement vérifier les diverses circonstances qui peuvent amener les fractures vertébrales, ce chirurgien précipitait des cadavres dans toutes les positions possibles ; ses conclusions peuvent être donc considérées comme d'une parfaite exactitude, les voici :

1° Dans les chutes sur la nuque, la tête restant fléchie, la fracture se fait toujours dans la région dorsale de la colonne vertébrale ;

2° Il peut y avoir en même temps fracture de la région dorso lombaire, mais ce résultat est plus rare ;

3° Les fractures dorsales s'accompagnent le plus souvent de fractures des côtes ; quelquefois seulement de luxation de l'extrémité interne et postérieure de ces os ;

4° Il y a presque toujours écrasement des fragments antérieurs ;

5° Dans les chutes sur le siège, les membres inférieurs étant fléchis contre le thorax, la fracture se localise dans la région lombaire ou dorso-lombaire.

CHIPAULT. — Dans ses expériences sur les enfants, Chipault a obtenu par pression sur les ischions des fractures dorsales, et par pression sur la nuque des fractures dorso-lombaires, ce qui concorde au point de vue mécanique avec les résultats obtenus par Ménard, car la chute sur la nuque développe les mêmes forces que la pression sur les ischions, et la chute sur les ischions les mêmes forces que les pressions sur la nuque.

### Mode d'action du mécanisme sur les différentes régions du Rachis.

Pour nous rendre un compte exact des causes qui déterminent la localisation des fractures à certaines vertèbres, il convient de les grouper par région et d'examiner en détail le mode d'application des forces vulnérantes.

*Région dorso-lombaire* (1). — Le mécanisme le plus fréquent est la flexion en avant ; une telle fracture résulte de l'exagération de fonctionnement d'un levier du premier genre ; il y aura donc à considérer : le point d'appui, la résistance et la fréquence.

1° **Point d'appui.** — Si le sujet est debout, ce sont d'abord les membres inférieurs qui ne peuvent résister et se brisent, puis le rachis ; s'il est assis, le point d'appui se fait sur le siège, ou, ce qui est plus rare, sur la nuque. Dans ce cas particulier, la fracture de la région dorso-lombaire n'est qu'une accessoire de la lésion principale dont le siège est à la région dorso-cervicale ;

2° **Résistance.** — Elle comprend des forces multiples représentées par le corps qui résiste mal, le disque qui se comprime d'abord puis tend à faire éclater la couche périphérique, l'arc qui augmentant de courbure tend à se rompre, les ligaments postérieurs qui offrent une grande résistance tant que le corps est intact, mais se rompent très rapidement dès que celui-ci a cédé ; enfin l'action musculaire qui est vaincue à son tour.

Il doit y avoir forcément dans le rachis comme dans toute agglomération osseuse un point de moindre résistance : c'est dans la portion lombaire la région de la XII° dorsale et I° lombaire où l'on trouve une certaine mobilité ; c'est là le *locus minoris resistentiæ*. Chez le vieillard la tige est devenue rigide par suite des jetées osseuses qui relient les deux vertèbres, mais cet avantage est largement compensé par le défaut d'élasticité qui résulte de cette ossification même ;

3° **Puissance.** — Elle est représentée par le poids du corps ou la pression exercée sur le tronc ; de toutes façons elle peut être exprimée par la formule $m\,v^2$.

La résultante totale qui agit pour produire la fracture est

(1) Nous désignerons ainsi le groupe formé par les XI° et XII° dorsale I° et 2° lombaire ; les 3° et 4° lombaire ne peuvent être prises en considération, leurs fractures étant plus rares.

2

la cause fracturante ou déterminante. Cette résultante rencontrant le sol, se trouve en opposition avec une force égale et contraire : la résistance, qui se transmet à travers le bassin jusqu'à la IV⁴ lombaire. Cette localisation obtenue par des considérations d'ordre mathématique, très exactes cependant, ne concorde pas avec les résultats expérimentaux et l'observation clinique. Sur 383 fractures dont 250 appartiennent à la région dorso-lombaire, Ménard en compte 80 pour la XIIᵉ dorsale, 78 pour la Iʳᵉ lombaire, 37 et 32 pour les Xᵉ et XIᵉ dorsale, 23 pour la IIᵉ lombaire. Cette discordance n'est qu'apparente, elle résulte de ce que pour qu'il y ait fracture une flexion est nécessaire et cette flexion agit sur le bras de levier en l'éloignant plus ou moins de la verticale. Dans ces conditions la force centrifuge toujours représentée par $m\,v^t$ ne rencontre plus la pression minima au niveau des dernières lombaires, et quoique amoindrie par l'élasticité des quatre derniers disques intervertébraux, elle se transmet au point où la flexion se manifeste le plus, et pressant en sens contraire le corps vertébral le moins soutenu, en détermine la fracture.

D'autrefois, le tronc est en extension forcée, le centre de gravité est alors rapproché du rachis et même de l'axe de quelques unes de ses parties. Se produira-t-il alors une fracture des vertèbres dorso-lombaires (Chedevergne) ou dorsale moyenne (Mollière). Les deux opinions peuvent être soutenues, car elles ont toutes deux des faits à l'appui; toutefois les pressions bien verticales sur la nuque et les premières vertèbres dorsales donnent expérimentalement une fracture dans la région dorso-lombaire.

*2ᵉ Région dorsale.* — Ici encore, la *résistance* comprend le corps, les disques et les arcs, mais elle se renforce du secours du thorax, du sternum et des côtes, modificateurs très puissants qui nécessitent, pour vaincre leur résistance, l'emploi de forces plus énergiques.

La *puissance* varie avec le point d'appui et la cause de l'accident; le point d'appui est représenté tantôt par le siège, tantôt par la nuque. Dans les chutes sur la nuque, la résistance du thorax est diminuée par la pression de la tête prise entre le sol et la face antérieure de la poitrine. La puissance, toujours représentée par la force $mv^2$, se transmettrait si la colonne était rigide à l'extrémité même du levier osseux, c'est-à-dire vers le niveau de la face antérieure des dernières vertèbres lombaires, mais le bras de levier n'est plus vertical ! Au moment de la chute, il s'est infléchi et son extrémité aura d'autant plus de tendance à descendre que cette inflexion sera plus prononcée, d'où par conséquent une élévation de plus en plus grande du siège de la fracture.

Il serait facile de démontrer mécaniquement que les pressions sur les ischions développent les mêmes forces que les chutes sur la nuque. Dans le même ordre d'idée, il convient de ranger les flexions exercées par des corps pesants sur la nuque, le haut du dos, et exceptionnelle- ment les chutes sur le siège par une modification acciden- telle du mécanisme précédemment exposé.

La variabilité du siège de la fracture est expliquée par la fragilité de telle ou telle côte qui se sera fracturée et permettra à la flexion de se faire à tel endroit plutôt qu'à tel autre, par la voussure particulière du dos qui sera plus prononcée dans certains cas, moins dans d'autres, selon la profession du blessé, son âge, sa constitution, selon le degré d'épaisseur de la tige osseuse, son maximum de courbure, etc.

*3° région cervicale.* — Nous avons pour ces fractures peu de données expérimentales, les flexions, précipitations, etc., ayant plutôt produit des lésions dans les régions dor- sale et lombaire. On sait, d'autre part, que la plupart des fractures de l'atlas et de l'axis sont de cause directe. Tou- tefois la clinique fournit quelques observations de fracture des vertèbres cervicales, surtout des inférieures. Certaines d'entre elles relèvent d'une manière évidente d'un méca- nisme de flexion forcée très analogue à celui que nous venons d'établir pour la région dorsale. La décomposition des forces pourra donc ici se faire encore en puissance mu², et résistance représentée par la tête en hyperflexion appuyée sur le thorax. La localisation résultera du déplacement du point d'application produit par l'excès même de l'inflexion. C'est encore ce mécanisme que l'on pourra invoquer dans les chutes d'un corps pesant sur l'extrémité céphalique et dans les fractures cervicales produites parallèlement, mais consécutivement aussi, aux fractures dorso-lombaires dans la chute sur les ischions.

Au mécanisme que je viens d'invoquer se rattachait une cassure des IV° et V° cervicales produite par la chute sur la tête de sacs pesants, le malade que j'eus occasion de traiter à l'Hôtel-Dieu en 1891 guérit fort bien au moyen de tractions continues élastiques, malgré les symptômes graves de paralysie qu'il présentait.

Toutes les altérations pathologiques qui diminuent la résistance des corps vertébraux les prédisposent aux fractures; à ce propos, il convient de signaler le travail de Krœnig (11 oct. 96) sur les complications du tabes, au cours duquel il rapporte trois observations de fractures d'une vertèbre lombaire chez des ataxiques, dont deux étaient consécutives à un traumatisme et la troisième à un simple écart des jambes.

*Conclusions.* — Si nous cherchons à réunir dans une vue d'ensemble les données que nous venons d'établir, nous voyons que le maximum de fréquence des fractures indirectes du rachis est au niveau de la région dorso-lombaire, mais que les variations extrêmes dans les attitudes du corps au moment de l'accident et la multiplicité des agents vulnérants amènent la localisation à se produire dans toute la hauteur de la tige vertébrale.

*En résumé.* — On a signalé des fractures :

1° De la région cervicale inférieure dans la flexion de la tête (Bonnet);

2° De la région dorsale — dans les chutes sur la nuque,

la tête fléchie (Ménard) — plus exceptionnellement dans les chutes sur le siège — la pression sur les ischions chez les enfants (Chipault);

3° De la XIIe dorsale et 1re lombaire dans la flexion totale (Chedevergne et Mollière);

4° De la région dorso-lombaire par flexion sur la nuque chez les enfants (Chipault);

5° Des régions dorso-lombaire et lombaire dans la chute sur les ischions (Séré) — dans les chutes sur le siège les membres inférieurs étant fléchis devant le thorax (Ménard).

Après cet examen approfondi du mécanisme des fractures du rachis en lui-même et des localisations qui en résultent, nous allons étudier en détail les lésions osseuses, médullaires et nerveuses, en un mot l'anatomie pathologique de ces affections.

# CHAPITRE III

## Anatomie pathologique

**Lésions Osseuses** : Variétés dans la forme des fractures. — Fractures par arrachement ; forme des fragments ; *a*, fractures à trait horizontal ; *b*. fractures obliques ; déplacement. — Fractures par écrasement : divers stades ; tassement , écrasement total ; éclatement. — Fractures verticales. — Lésions du fibro-cartilage ; des surtouts ligamenteux. — Modifications apportées au canal rachidien par les déplacements osseux ; agents de compression de la moëlle ; mécanisme de cette compression. — Lésions des pédicules ; des apophyses épineuses et des lames ; des apophyses transverses et articulaires. — Altérations osseuses tardives.

### LÉSIONS OSSEUSES. — Variétés dans la forme des fractures

Chedevergne divise les fractures du rachis en fractures transversales verticales ou obliques ; simples ou comminutives ; uniques ou multiples, selon qu'elles touchent une ou plusieurs vertèbres. Les expressions transversales et obliques sont souvent prises dans un sens trop absolu et peuvent prêter à diverses interprétations; pour éviter toute équivoque, Menard conseille d'employer les termes d'horizontales transversales et transversales obliques.

Nous avons établi dans le chapitre précédent le rôle joué dans la production de la fracture du rachis par l'arrachement et l'écrasement ; ces deux mécanismes emploient, pour arriver au même résultat terminal des moyens d'action différents et produisent de ce fait des lésions différentes aussi.

**FRACTURES PAR ARRACHEMENT. — Forme des fragments.**

Le corps de la vertèbre forme deux fragments, un supérieur l'autre inférieur ; le trait de fracture peut être horizontal ce qui est rare, ou, plus fréquemment, transversal oblique, direction qui comprend tous les intermédiaires entre la direction horizontale et la verticale.

*a). Fracture à trait horizontal.* — C'est la forme que l'on rencontre chez l'adolescent, à cause du mode de développement de la vertèbre que l'on peut considérer comme formée d'une diaphyse et de deux épiphyses ayant chacune leur ossification particulière et se réunissant plus tard entre elles. Il en résulte qu'à cet âge la fracture horizontale est la plus fréquente, elle sépare la diaphyse de l'épiphyse supérieure. Au reste cette fréquence est toute relative, car les fractures du rachis sont rares dans l'adolescence.

Quant à l'adulte on ne rencontre pas chez lui la même disposition et dans les cas très rares où le trait était horizontal, il passait par la partie moyenne du corps vertébral.

*b). Fracture oblique.* — Connue seulement depuis les études faites sur la fréquence des causes indirectes elle a pris d'emblée avec Bonnet le rang prépondérant qui doit lui être attribué. Elle commence ordinairement au niveau du bord postéro-supérieur du corps, c'est-à-dire à l'union des faces postérieure et supérieure, plus rarement elle adopte un autre point de départ toujours peu éloigné du précédent. Commencé en haut le trait de fracture se dirige en avant et en bas pour atteindre la face antérieure, tantôt à l'union de son tiers supérieur et de son tiers moyen, tantôt vers le milieu de cette face : cette disposition est la plus fréquente. D'autres fois, né du point que nous avons indiqué, à l'union des faces postérieure et supérieure, le plan de la cassure change de direction, se

prolonge en arrière de la face antérieure devient vertical
et se termine à la limite inférieure du corps vertébral. Le
fragment supérieur est en général plus petit que l'inférieur, mais il peut lui être égal ; il a la forme d'un cône à
sommet postéro-supérieur et à base antérieure et est parfois divisé en deux par suite de la pénétration du fragment inférieur. Le fragment supérieur est parfois si
mince que le fibro-cartilage est à nu, il est ordinairement
fixé à ce fibro-cartilage à moins qu'il ne soit réduit à la
partie supérieure et tout à fait antérieure de la vertèbre. Il
y a toujours en outre, comme l'indique Ménard, un peu
d'écrasement de la moitié antérieure du corps vertébral
surtout sur le fragment inférieur.

*Déplacements.* — La forme et la direction de la fracture
étant ainsi établies que vont devenir les fragments ?

L'obliquité antéro-inférieure, le mouvement de flexion
du tronc, puis l'attitude du blessé contribuent à produire
un chevauchement ; le fragment supérieur se porte en
avant de l'inférieur formant avec lui un angle ouvert en
avant.

Parfois le fragment supérieur descend tout entier en
avant de l'inférieur, la face postérieure des vertèbres
supérieures venant alors se mettre sur la même ligne verticale que la face antérieure de la vertèbre brisée et de la
vertèbre sous-jacente. Plus fréquemment le fragment
supérieur ne dépasse en avant l'inférieur que du cin-
quième du quart ou de la moitié de la surface de section.
Pendant que l'on constate ce.. é saillie antérieure du fragment supérieur, il y a en arrière par le fait du déplacement de l'inférieur une saillie à crête horizontale obstruant
plus ou moins le canal rachidien pouvant appuyer sur les
méninges et la moelle qui parfois sont tendues sur cette
saillie ou compri.. s entre elle et l'arc postérieur de la
vertèbre supérieure.

Telles sont les lésions produites par l'arrachement.

examinons maintenant ce qui se passera dans l'écrasement.

*Écrasement.* — Il y a plusieurs degrés à établir depuis
un léger tassement diminuant légèrement la hauteur de
la face antérieure de la vertèbre jusqu'à l'écrasement des
deux tiers ou du corps tout entier.

*a).* — Dans le premier cas, il y a peu de désordre, le
tissu spongieux comprimé, a chassé par expression le
sang que contient la moelle osseuse dans les veines périphériques ; les rebords supérieurs et inférieurs se sont
rapprochés et la vertèbre a pris la forme d'un coin dont la
base est constituée par la face postérieure intacte.

Si plusieurs corps vertébraux sont intéressés, le tassement se répartit sur eux, produisant une déformation
médiane ou latérale selon que la pression a porté dans un
sens ou dans l'autre.

*b-c).* — Quand le traumatisme est plus considérable, il
applatit le corps de plus en plus et peut le transformer
par éclatement en une cavité remplie de petites esquilles
de moelle osseuse et de sang.

L'écrasement du reste ne va jamais sans s'accompagner
d'un degré plus ou moins étendu d'arrachement ; et nous
avons déjà signalé à propos des lésions produites par ce
mécanisme, le tassement subi par le fragment inférieur
qui parfois éclate en plusieurs débris secondaires.

*Fractures verticales.* — Elles sont plus rares que les
fractures transversales: tantôt c'est la partie antérieure du
corps vertébral qui est séparée par le trait vertical, ce
fragment peut être maintenu en place par les ligaments
si ceux-ci sont intacts ; s'ils sont rompus, il se renverse
en avant; dans le cas d'écrasement, on l'a vu pénétrer dans
le corps de la vertèbre sous-jacente. D'autres fois l'esquille a été détachée en arrière, et si le grand surtout est
déchiré, elle obture le canal rachidien. Enfin il peut se produire un trait de fracture antéro-postérieur et vertical divi-
sant la vertèbre en deux moitiés droite et gauche.

A cette classe de fracture appartiennent celles que produit un trait oblique dans le sens antéro-postérieur dirigé soit à droite soit à gauche.

Examinons maintenant les lésions ligamenteuses et les déplacements qui dépendent du degré de leur déchirure ou de leur relâchement.

*Altérations du fibro-cartilage.* — Expérimentalement le fibro-cartilage est le plus souvent blessé et surtout écrasé en avant; dans bon nombre de cas, au contraire, on le trouve complètement indemne; mais ces données fournies par l'étude des résultats obtenus à l'amphithéâtre concordent rarement avec l'observation clinique. Sur le vivant, en effet, les ligaments jaunes, les arcs vertébraux, les ligaments interépineux rendent le problème beaucoup plus complexe.

*Surtouts ligamenteux.* — Des deux surtouts ligamenteux antérieur et postérieur, c'est ce dernier qui joue le principal rôle dans le chevauchement des fragments.

*a*). Le surtout antérieur reste souvent intact même dans les fractures comminutives, mais alors il est presque toujours arraché, décollé de la face antérieure des corps vertébraux et des disques ; passant comme un pont en avant du foyer de fracture; il le limite quand le décollement n'est pas trop étendu : mais d'autres fois les désordres sont plus considérables, il est alors rompu, sectionné transversalement ou irrégulièrement. Dans les fractures par tassement, la hauteur du corps vertébral étant diminuée le grand surtout antérieur forme des plis transversaux d'autant plus marqués que la colonne vertébrale, s'est davantage infléchie.

*b*). Le ligament postérieur est plus souvent lésé que l'antérieur parce que l'écrasement étant produit en avant, la force qui détermine le mouvement de flexion continue son action et la rupture du grand surtout postérieur se fait transversale ou irrégulière. D'autre fois cette déchirure est causée par l'arête tranchante du fragment inférieur qui appuie fortement sur lui.

Quand il est intact, il se laisse refouler en arrière et par sa résistance limite le déplacement; s'il est rompu le fragment inférieur libre désormais appuiera sur la dure-mère et son contenu. Si le corps vertébral a été réduit en débris multiples, ces esquilles n'étant plus, dans cette hypothèse, maintenues par le ligament viendront obstruer la cavité médullaire dilacérer la moelle et ses enveloppes.

**Modifications apportées au canal rachidien par les déplacements osseux. — Mécanisme de la compression de la moelle.** — L'examen que nous venons de faire des altérations des surtouts ligamenteux était indispensable pour nous permettre d'apprécier dans une vue d'ensemble les conséquences et l'étendue des déplacements osseux. Nous avons vu l'arête que produit le glissement du fragment inférieur dans les fractures par arrachement et nous avons constaté combien la déchirure du surtout posté-rieur rendait cet angle redoutable pour la moelle. Dans les écrasements de la partie antérieure du corps ver-tébral, l'os a pris la forme d'un coin à base postérieure, qui se trouve refoulé en arrière. Il se produit ainsi un angle saillant sur lequel la moelle sera encore bridée d'où une nouvelle cause du rétrécissement du cylindre rachi-dien. Enfin dans les cas de chevauchement horizontal, les agents de compression, c'est-à-dire le demi-cylindre antérieur du tube inférieur et la demi-circonférence posté-rieure de la vertèbre supérieure sont face à face, mais leur inclinaison empêche souvent qu'ils ne soient directe-ment opposés l'un à l'autre, ce qui explique l'existence de gibbosités effrayantes avec chevauchement considérable et luxations des arthrodies latérales guérissant sans para-lysie, par conséquent sans lésion de la moelle. Celle-ci se trouve, en outre, dans ce cas particulier comme dans les déplacements précédents protégée : 1° Par la différence entre ses dimensions et celles du cylindre osseux, diffé-rence qui permet une forte diminution dans le diamètre de la cavité sans grande influence sur l'organe nerveux ;

2° Par la couche de liquide dans lequel elle baigne et par les différents tissus périmédullaires.

Malgré cela, nous verrons dans le chapitre suivant l'importance des altérations médullaires dont on a successivement accusé trois mécanismes. Le premier, qui comprend les compressions et dilacérations par les esquilles que produisent les grands traumatismes rachidiens est indiscutable, mais on ne peut l'invoquer pour toutes les fractures compliquées de lésions de la moelle, et nous nous trouvons dès lors en présence de deux théories rivales : l'une est due à Chedevergne. Ce chirurgien invoque le rétrécissement du canal vertébral par la saillie en arrière du bord postéro-supérieur du corps vertébral fracturé. La moelle « tendue sur le fragment comme une corde de violon sur son chevalet est, dit-il, d'autant plus aisément tiraillée qu'elle est fixée de distance en distance et qu'alors l'élongation étant bornée à un espace très restreint atteint bien vite les limites de son élasticité. » Ce que nous savons de la mobilité de la moelle, de sa facilité relative à s'écarter avec son fourreau protecteur des corps vertébraux, nous conduit au contraire avec Felizet, Ménard et Chipault à adopter la théorie de l'étau. Nous avons vu comment le bord inférieur de l'arc appartenant à la vertèbre supérieure forme un demi-anneau qui avec le fragment inférieur constitue un cercle complet de diamètre très restreint et de cavité irrégulière. C'est là le vrai agent de l'étranglement médullaire, qui enserrera comme dans un *étau*, la moelle et ses enveloppes pour peu qu'au lieu d'être inclinées dans deux plans différents comme nous l'avons constaté dans les cas heureux exposés précédemment les deux demi-circonférences aient une direction transversale.

*Lésions des pédicules.* — Les pédicules restent ordinairement attachés au fragment inférieur, exceptionnellement au supérieur si la fracture transversale commence en arrière vers la partie moyenne du corps vertébral. Tandis que les lames et les apophyses articulaires sont séparées pour leur propre compte, les pédicules forment avec le fragment inférieur les trois quarts d'un cercle où se trouve la moëlle, ils ont donc à jouer un rôle important dans la production de l'étau. Ils peuvent aussi être séparés du corps et en entraîner des fragments de grandeur variable.

*Lésions des apophyses épineuses et des lames.* — Ordinairement sous la dépendance des fractures du corps, dont elles sont la conséquence, elles peuvent aussi se produire à l'état d'altération isolée. Dans les fractures du corps, il peut ne pas y avoir de saillie d'écartement des apophyses épineuses, d'autres fois la tension ligamenteuse étant extrême, l'apophyse bien qu'encore intacte fait une saillie manifeste en arrière. Chedevergne dit que les fractures indirectes par flexion commencent toujours par l'arc postérieur, Mollière de son côté soutient l'inverse ; on peut dire, et c'est l'opinion de Ménard que les deux théories contiennent chacune une part de vérité et que l'arc postérieur peut être fracturé avant ou après le corps vertébral dans la fracture indirecte par flexion.

La rupture des apophyses épineuses peut intéresser un petit fragment retenu en place par les ligaments, ou porter sur leur milieu, leur base, leur union avec les lames. Le fragment peut rester relié aux apophyses supérieures et inférieures par les ligaments et les muscles. Ce genre de fracture est parfois dû à la contraction musculaire, il y a dans la science deux observations de Ferrier, où l'arrachement par contraction eut lieu dans la région cervicale.

D'autrefois, la fracture de l'apophyse épineuse est antéro-postérieure, elle peut aussi diviser la saillie de l'épine en deux segments superposés à peu près égaux, fixés à deux fragments correspondants des lames séparées aussi par arrachement. Enfin dans les chocs directs les fragments seront plus nombreux, ces fractures irrégulières échappent à une description générale.

*Fractures des lames.* — Les prolongements osseux présentent à la suite de chocs directs des dispositions très

variables. Dans la fracture indirecte, les lames sont divi-
sées par une ligne horizontale en deux fragments superposés ; d'autres fois, la ligne est verticale et passe d'un
côté ou des deux côtés de l'apophyse épineuse; cette fracture
double est la règle, la fracture isolée est une exception
niée parfois, mais qui existe réellement comme le témoi-
gne une pièce de Legouest.

Entre les lames de la vertèbre inférieure et celles dont le
corps est brisé, il peut y avoir, comme entre les apophyses
épineuses, un intervalle considérable. Dans ce cas, les
ligaments jaunes sont recoquevillés en avant vers le canal
vertébral, quant aux lames de la vertèbre fracturée, elles
se sont rompues consécutivement et ont été entraînées
vers la cavité du canal médullaire.

*Lésions des apophyses transverses et articulaires.* — Les
apophyses transverses sont souvent intactes à la région
lombaire, tandis qu'à la région dorsale, elles sont plus
souvent brisées à cause de leur articulation avec les
côtes.

Les apophyses articulaires peuvent être indemnes, sans
changement de position ; dans ces cas, le déplacement
bridé par la résistance de l'articulation est minime ; si, au
contraire, il y a luxation complète ou incomplète et fracture des apophyses articulaires, il se produit de grands
changements de rapports. Le corps n'étant plus retenu se
déplace, et si les apophyses d'un côté sont rompues, tandis que celles du côté opposé ont résisté, on observe des
torsions qui seraient inexplicables autrement. C'est encore
la disjonction des apophyses articulaires qui permet le
plus souvent le maintien des déplacements et des péné-
trations que nous avons vu exister du côté du corps.

En présence de pareilles lésions, on peut se demander,
à juste titre, si l'on a affaire à une fracture compliquée
de luxation ou à une luxation compliquée de fracture ;
Boyer et Cooper croient la luxation impossible sans fracture, Richet soutient que les observations rapportées
comme exemple de luxations vertébrales sont compliquées

de fracture ; il est peu de cas de luxation acceptée sans conteste : un de Ch. Bell, deux de Malgaigne sont les seuls conservés par Chedevergne, pour la région cervicale. Aubert en cite 38 (th. 1889). Tous les auteurs disent que la luxation dorsale est impossible et que s! théoriquement la luxation lombaire existe, elle n'a à son actif aucun fait probant. La luxation est donc fort rare et l'on est en droit, tant au point de vue anatomique qu'à celui du traitement, de la considérer sauf exception comme compliquant la fracture.

*Lésions osseuses tardives.* — Dans le cours de cette étude, nous avons étudié la lésion au moment où elle vient de se produire, mais le tissu osseux ne va pas rester inactif. Nous aurons occasion, en examinant les suites des fractures vertébrales, d'établir que si elles peuvent se consolider par le processus ordinaire ; il peut aussi en même temps que le cal se forme, il peut se développer de l'ostéite raréfiante, amenant des modifications dans le tissu compact de la vertèbre, corrigeant la saillie angulaire postérieure pour la rendre hémisphérique, en anse, lui donner des formes variées, éloignées du type primitif, modifiant aussi la saillie postérieure, émoussant ses angles et la rendant concentrique d'angulaire qu'elle était primitivement.

L'étude des lésions osseuses et ligamenteuses que peut présenter la vertèbre fracturée étant terminée, nous allons maintenant aborder un chapitre d'anatomie pathologique de la plus haute importance, celui qui traite des altérations de la moelle et de ses enveloppes, de celles des nerfs rachidiens et du retentissement de ces lésions sur l'organisme entier.

# CHAPITRE IV

**Lésions nerveuses :** Épanchements sanguins. — Hémorragies méningées, leurs conséquences. — Altérations des enveloppes : Pachyméningites. — Lésions médullaires : Commotion ; Compression ; Contusion : 1° Section complète ; 2° Nécrose directe totale ; 3° Lésions partielles de la moelle. — Lésions secondaires de la moelle : Dégénérescence Wallérienne ; Myélites. — Lésions des nerfs.

**Altérations vésicales :** Troubles urinaires ; Altérations de l'urine ; Lésions vésicales-rénales. — Lésions diverses consécutives aux fractures du rachis.

*Épanchements sanguins.* — Entre la paroi osseuse et la dure mère, entre la moelle et ses enveloppes, il se produit fréquemment des épanchements bien décrits par Houel. Le sang sorti ordinairement des sinus des corps vertébraux inonde le foyer de fracture, se répand autour de la dure mère puis, s'il est abondant, comprime la moelle tout en s'étendant plus ou moins au-dessus et au-dessous du niveau de la rupture. L'épanchement peut provenir aussi de l'arc postérieur, des muscles déchirés, il communique alors avec des hématomes intra ou inter-musculaires et sous-cutanés ; il peut encore avoir son origine dans les vaisseaux de la moelle.

*Hémorragies méningées, leurs conséquences.* — Nous venons de voir la possibilité d'épanchements sous-dure-mériens, mais en dehors des extravasations proprement dites, il se produit souvent une injection intense de toute la région, premier degré d'une inflammation circonscrite ou diffuse qui, modérée d'abord, s'accroît les 7 ou 8 premiers jours pour s'atténuer ensuite.

*Pachyméningites.* — Si au lieu de cette marche bénigne les phénomènes inflammatoires s'accentuent on assiste au développement de la pachyméningite aiguë avec toutes ses lésions, c'est-à-dire formation d'exsudats et de liquide, ecchymoses disséminées, épanchement de liquide sous arachnoïdien tantôt louche, tantôt franchement purulent. En même temps, il se dépose des fausses membranes sur les méninges, surtout sur le feuillet interne ecchymosé de l'arachnoïde.

L'inflammation au lieu d'être aiguë peut être chronique, c'est cette forme que l'on trouve dans les cas de compression par une saillie osseuse ; la dure mère alors s'épaissit, se recouvre de lymphe plastique qui s'organise devient adhérente à l'arachnoïde et par celle-ci à la pie-mère, formant ainsi à la moelle un coussinet protecteur dans certains cas, lui constituant au contraire, dans d'autres, un véritable danger par la menace d'une inflammation de voisinage.

L'arachnoïde peut être épaissie indépendamment de la dure-mère, cet épaississement peu marqué au niveau de la fracture se voit au-dessus et au-dessous d'elle il est parfois parsemé de plaques dures cartilagineuses dont le nombre est plus grand au niveau des fragments du corps vertébral.

Telles sont les lésions méningées quand les enveloppes n'ont pas été déchirées, ce qui peut arriver car elles sont bien plus résistantes que la moelle et peuvent être intactes alors que celle-ci est déjà rompue. Mais, quand le chevauchement est considérable, la dure-mère se trouve très applatie, souvent rompue et le tissu nerveux à ce niveau subit de graves altérations.

### Lésions médullaires

La moelle au moment du traumatisme est exposée à des lésions diverses dont les principaux types sont la commotion, la compression simple, la contusion et la rupture.

3

*Commotion.* — Quoique dans la commotion on ne doive comprendre que les cas où il n'y a pas d'altération visible même microscopiquement, on lui rattache souvent des lésions fort variables de siège et d'étendue ; ici de simples ecchymoses ; là un foyer sanguin plus important ; plus loin une déchirure légère de portions très limitées de tissu nerveux. Parfois, comme dans le cas de Bastian rapporté par Kirmisson la moelle paraît saine, mais l'examen microscopique permet de constater des ruptures distinctes à travers la substance grise du renflement cervical. En tous cas le propre de la commotion est de guérir sans laisser de traces.

*Compression.* — La compression peut être légère et n'amener aucune lésion de l'axe médullaire, tout au moins immédiatement après le traumatisme, mais il n'en est pas de même si elle est accusée ; elle se produit sous l'influence de la pression du fragment antérieur et inférieur ou du fragment postérieur de la vertèbre qui est au-dessous.

*Contusion.* — Ici une foule d'intermédiaires peuvent être établis depuis la contusion légère où tout se borne à la rupture de quelques fibres jusqu'à l'attrition transformant la moelle en une véritable bouillie.

Nous allons envisager trois types différents : 1° Section complète ; 2° Nécrose directe totale ; 3° Lésions partielles de la moelle.

1° *Section complète.* — La moelle est rompue et ses fragments séparés par un espace de plusieurs centimètres ; l'extrémité supérieure est alors augmentée de volume, adhérente à la dure-mère, ou plus souvent ramollie sur une longueur de un centimètre et demi ; l'extrémité inférieure peut se trouver exceptionnellement saine, plus ordinairement elle se ramollit dans toute sa longueur quand la solution de continuité a son siège dans la région dorso-lombaire ; mais, si considérable que soit l'étendue de cette altération, il peut subsister un segment assez volumineux presque intact.

2° *Nécrose directe totale.* — Le traumatisme a écrasé les différents éléments de la moelle, qui sont réduits en bouillie ; malgré qu'elle n'aille pas jusqu'à la section complète, il est aisé de comprendre qu'une pareille lésion diffère bien peu des précédentes dans ses conséquences et sa gravité.

3° *Lésions partielles de la moelle.* — Dans ce troisième type les altérations sont bien moins importantes du moins immédiatement que dans les précédents. Au début c'est l'injection déjà étudiée que l'on rencontrera, puis, deux ou trois jours après, les altérations microscopiques vont apparaître. Histologiquement les cellules sont plus volumineuses, leurs protoplasma devient granuleux, la myéline se segmente et les cylindres axes prennent un aspect moniliforme ; ces altérations peuvent disparaître rapidement dans les cas favorables.

Mais si la compression persiste l'évolution s'accentue, les cellules de la substance grise vont disparaître ; à la place des cylindraxes, il n'y aura que des lacunes, la névroglie se sclérosera et le résultat final sera la transformation conjonctive totale étudiée par Schifferdecker et Homa.

Cette série progressive d'altérations médullaires que nous venons d'étudier au niveau du point fracturé, mais à des périodes différentes, peut se rencontrer simultanément au-dessus et au-dessous de cette région dans le cas de lésions plus graves au point fracturé, et s'atténuant en raison directe de la distance qui les sépare de cet endroit.

L'examen d'une moelle ainsi blessée fait dans la longueur à partir du point correspondant à la fracture permet d'établir alors des zones selon la gravité de la lésion : 1re zone celle de l'attrition complète ; 2mes zones situées au-dessus et au dessous de la précédente et présentant les lésions partielles que nous venons d'établir.

*Lésions secondaires de la moelle. Dégénérescence wallé-
riennes.* — Telles sont les lésions médullaires que l'on peut
appeler primitives, bien qu'elles demandent quelques jours
pour se développer; il convient maintenant d'examiner les
altérations secondaires. Celles-ci ont une origine double,
qui entraîne comme conséquence une divergence dans
leur processus ultérieur.

L'une d'elle en effet est la séparation des éléments nerveux sous-jacents à la région traumatisée d'avec leurs centres trophiques ; elle a pour résultat la dégénérescence
wallérienne consécutive, rapide, précoce, portant sur tous
les éléments nerveux de la moelle.

L'autre groupe d'altérations médullaires secondaires
dont il nous reste à nous occuper comprend les lésions
consécutives à l'inflammation des enveloppes.

*Myélites.* — Dans l'étude que nous avons faite des phénomènes inflammatoires développés dans les méninges à
la suite des fractures vertébrales, nous n'avons pas parlé
du retentissement que ces troubles ont sur ces éléments de
la moelle, mais en réalité il est bien rare que le tissu nerveux ne se trouve pas lui-même envahi par le processus
inflammatoire. Pris à son tour, il va donner lieu à des
phénomènes de myélite chronique périphérique, parfois
tardifs (Obs. de Bourdon). Le processus inflammatoire
envahit d'abord le tissu conjonctif, puis les tractus nerveux
qui partent de la face profonde de la pie-mère ainsi que les
prolongements de cette membrane dans les sillons antérieurs et postérieurs. Le tissu nerveux s'enflamme à son
tour soit irrégulièrement, soit plus régulièrement en avant
du côté des cordons antéro-latéraux, ou en arrière du côté
des cordons postérieurs.

Les cordons étant envahis, l'inflammation gagne dans
tous les sens, les fibres nerveuses perdent leur myéline qui
se fragmente et disparaît ; les cylindres axes s'atrophient,
diminuent de volume et enfin se segmentent ; les cordons
latéraux offrent de la dégénérescence descendante en des

points plus ou moins éloignés, seul le faisceau cérébelleux de Flechsing dégénère vers le haut. En arrière, la dégénérescence atteint les faisceaux de Burdach dans une faible étendue, leurs fibres commissurales étant très courtes ; dans le cordon de Goll, au contraire, elle peut remonter très haut.

*Lésions des nerfs.* — Quel est, au milieu de tous ces désordres, le sort des ganglions, des nerfs rachidiens ? On sait, d'une manière générale, que ces derniers résistent relativement bien, mais dans une certaine limite au-delà de laquelle ils sont exposés à deux genres de lésions : 1° Ils peuvent être arrachés de la moelle, déchirés au passage des trous de conjugaisons ; 2° Séparés de leurs centres trophiques, ils subissent une dégénérescence inévitable.

L'altération des nerfs rachidiens a souvent une importance primordiale ; il peut arriver en effet que la moelle soit saine et que par l'écrasement des nerfs au passage des trous de conjugaison, il se produise des paralysies qui pour être d'origine radiculaire n'en sont pas moins tout aussi complètes que les paralysies d'origine médullaire.

Nous aurons occasion, en traitant du diagnostic de ces paralysies, de développer toute l'importance des altérations radiculaires, et surtout des dégénérescences qui se produisent dans leur trajet intra-rachidien.

### Altérations viscérales consécutives aux fractures de la colonne vertébrale.

Les fractures du rachis ont un retentissement considérable sur l'organisme tout entier, et les lésions viscérales qui en sont la conséquence méritent de nous arrêter un instant.

### Troubles urinaires

Dans cet ordre d'idée les troubles urinaires occupent une place importante.

*Altérations de l'urine.* — Les urines deviennent promptement alcalines et même sanguinolentes ; on a accusé de ce
fait les fermentations qui se produisent dans le réservoir
urinaire mal ou rarement vidé, l'alcalinité des urines, les
dépôts de matières organisées et minérales, l'introduction
de la sonde. Toutes ces causes ont certainement leur part
dans l'étiologie des altérations urinaires, et il est difficile
d'établir exactement ce qui revient à chacune.

Mais à l'heure actuelle, il est parfaitement établi qu'elles
ne sont pas suffisantes et il y a lieu de faire intervenir les
troubles trophiques. C'est la conclusion de Gosselin, de
Coryba dans sa thèse de 1871, inspirée par Charcot ; aussi
convient-il de rejeter avec Poulet et Bousquet les idées de
Segalas, Traube, etc., incriminant seulement l'infection
par le cathétérisme. Il est clair que si c'était là l'unique
cause des altérations urinaires, on ne les observerait plus
avec l'antisepsie moderne, tandis qu'il est loin d'en être
ainsi.

*Altérations vésicales, rénales, etc.* — Au bout de quatre
à huit jours, la muqueuse vésicale devient rouge, bour-
souflée, tuméfiée, couverte d'ecchymoses, ulcérée même
en certains points. Par place, elle se desquame, et les
débris épithéliaux tombent dans le bas fond vésical où
ils se mêlent au mucus, aux dépôts uratiques et phospha-
tiques qu'ils épaississent et rendent boueux, difficiles à
évacuer par la sonde.

En d'autres endroits, elle est recouverte d'exsudats
blanchâtres glutineux et de fausses membranes ; la
muqueuse devient friable et saigne facilement. C'est alors
qu'à ces troubles trophiques viennent se surajouter les
causes d'altération urinaire dont nous avons déjà parlé.

Ces lésions vésicales se propagent aux uretères, aux
bassinets et aux reins ; il y a alors cystite purulente, pyéli-
te, pyélonéphrite et dans les cas les plus graves, abcès
intravésicaux, prévésicaux, pelvicellulite, abcès du petit
bassin s'ouvrant dans le péritoine et entraînant la périto-
nite purulente et ses terribles conséquences.

*Lésions diverses consécutives à la fracture du rachis.* —
D'autres désordres éloignés consécutifs aux lésions de la
moelle, très rares du reste, ne nous arrêteront pas longtemps. Nous citerons, à titre de curiosité, le développement ultérieur d'un anévrysme observé par Spencer chez
un homme de 58 ans atteint un an auparavant de fracture
du rachis, la luxation spontanée de la rotule signalée par
Guermonprez à la Société de Chirurgie et enfin l'observation intéressante d'Hochstetter et Leroy qui virent se
produire presque simultanément sur les deux pieds une
nécrose des os du tarse.

# CHAPITRE V

## Symptomatologie

**Symptômes dus à la lésion osseuse** : Douleur ; Déformation, différentes formes de déformation ; Déformation tardive ; Mobilité et crépitation.
**Troubles nerveux** : Tableau comparatif de la situation des centres moteurs, des origines des paires rachidiennes, conséquences cliniques. Paraplégie — Troubles de sensibilité : (anesthésie et hyperesthésie) ; Troubles trophiques ; Troubles oculo-pupillaires ; Escharres. — Troubles génito-urinaires : Miction ; Incontinence ; Rétention ; Troubles de sécrétion ; Désordres génitaux. — Troubles digestifs. — Troubles respiratoires. — Troubles circulatoires. — Lésions diverses contemporaines de la fracture mais sans relation directe avec elle.

Le blessé qui vient de se fracturer le rachis perd ordinairement connaissance par suite de la double commotion médullaire et cérébrale ; la vie est ralentie, le pouls disparaît, les battements du cœur sont lents, irréguliers, intermittents, la face est pâle ; c'est en un mot un état comateux. Tel est l'aspect clinique du malade.

Nous savons déjà que les organes intéressés sont nombreux et de nature bien différente ; suivant encore ici la même division que précédemment, nous classerons les symptômes en trois grandes catégories suivant qu'ils proviennent 1° de la lésion vertébrale ; 2° des altérations nerveuses : 3° de celles d'organes plus ou moins éloignés.

### Symptômes dus à la lésion osseuse.

*Douleur.* — La douleur est le premier signe physique qui se manifeste ; elle est variable, peut être très vive, atroce même, mais ne doit pas être considérée comme pathognomonique, car elle se rencontre aussi bien dans la fracture isolée de l'arc postérieur que dans la rupture complète de la vertèbre, dans une simple contusion et dans l'entorse rachidienne. Cependant Chedevergne la dit plus accusée dans les fractures indirectes où elle est surtout spontanée, tandis que la pression exagère la sensation douloureuse dans les fractures de l'arc postérieur.

Elle s'irradie vers le thorax et l'abdomen, sur le trajet des nerfs qui passent au niveau du foyer de la fracture, le malade se sent serré dans un étau, il éprouve un redoublement de souffrance par les mouvements tandis que le repos horizontal lui procure du calme. La flexion qui accentue le chevauchement des fragments exaspère la douleur, le décubitus sur un lit bien égal ou dans une gouttière l'atténue.

Pour ne pas scinder l'étude des phénomènes douloureux, je crois bon de signaler qu'il en est qui se développent sous l'influence d'altérations de la moelle ou des méninges se différenciant des précédents par la date de leur apparition (quelques jours après l'accident). A une époque ultérieure encore d'autres manifestations douloureuses peuvent apparaître ; ce sont celles qu'excite la marche chez des fracturés considérés comme guéris chez lesquels le cal n'a pas encore la résistance suffisante. Une dernière variété est enfin fournie par la prolifération cellulaire, un ramollissement ou une congestion plus marquée des éléments de la moelle amenant des sensations pénibles, telles qu'arrachement, écrasement, impression de morsures, élancements, fourmillements que l'on peut rencontrer chez un blessé, même présentant de la paralysie.

Enfin le malade peut souffrir de désordres concomitants du côté des reins, des côtes, etc., mais ceci ne relève plus des fractures vertébrales proprement dites.

Chacun de ces types particuliers se présente avec des caractères bien spéciaux qui en rend la différenciation facile, et permet d'en établir aisément l'origine.

*Déformation.* — Quelques heures après l'accident il se produit un épanchement sanguin abondant et une tuméfaction marquée au niveau de la fracture. L'hématome, avons nous dit, provient des muscles rompus, des os brisés, des veines rachidiennes déchirées, s'accroît pendant les premiers jours, puis devient stationnaire et diminue du 5me au 8met jour. Il empêche souvent par son volume l'examen de la déformation, qui, s'il n'a pas été fait dès le début, devra pour ne pas donner lieu à une appréciation erronée être renvoyé jusqu'après résorption dans le cas d'épanchement volumineux.

Pour porter sur la déformation un jugement exact, il convient de se souvenir que certaines déviations physiologiques ou pathologiques dues à des attitudes professionnelles, à une conformation vicieuse de la colonne peuvent donner le change. Dans le cas de fracture rachidienne on aura une saillie angulaire placée dans le plan des apophyses épineuses, dans les convexités d'un autre ordre, on rencontrera une déviation latérale; en outre les saillies des apophyses épineuses sont plus écartées dans le cas de fractures.

Dans les ruptures indirectes on rencontre :

1° Une convexité à grande courbure postérieure avec une saillie plus ou moins prononcée sur une ou deux apophyses épineuses;

2° Une gibbosité angulaire comme dans le mal de Pott, formée par une ou deux apophyses avec un intervalle marqué entre les deux.

1° La grande courbure siège à la région dorsale, ou à la région lombaire supérieure. Il y a alors une saillie exagérée de trois à quatre vertèbres et surtout de celle du milieu. Les apophyses épineuses se trouvent dans l'axe de la colonne parfois un peu déviées; la courbure se continue insensiblement ou brusquement avec le reste du rachis et provient de l'écrasement de plusieurs corps vertébraux, surtout de celui qui correspond à l'apophyse la plus saillante;

2° La saillie angulaire est formée par l'apophyse épineuse de la vertèbre située au dessus de celle qui est rompue les téguments sont tendus entre cette dernière et l'apophyse épineuse saillante, recouvrant un espace vide de dix centimètres parfois de diamètre, d'après Chedevergne, dans lequel le doigt pénètre et au fond duquel est la moelle. De chaque côté de la ligne médiane entre les deux apophyses épineuses, on sent d'autres saillies à droite et à gauche ; elles proviennent des apophyses transverses de la vertèbre inférieure brisée. Celle-ci est toujours repoussée en arrière par suite du mouvement en avant du fragment supérieur, mais le soulèvement marqué de la peau sur les côtés de la ligne médiane par les apophyses transverses masque naturellement la proéminence très faible des apophyses articulaires.

À la région lombaire, il n'y a pas de véritable saillie, mais la concavité normale est moins profonde et peut être même tout à fait redressée.

Aux régions dorsales supérieure et moyenne, l'apophyse épineuse de la vertèbre supérieure est très souvent détachée à sa base et reste fixée à l'apophyse épineuse de la vertèbre brisée en avant ; elle forme encore le sommet de la saillie, mais en bas et non en haut; au-dessus d'elle on constate la dépression déjà signalée, puis l'épine de la deuxième vertèbre supérieure qui se continue avec les apophyses du segment supérieur. La projection du thorax en avant qui en résulte s'augmente si le malade n'est pas couché à plat.

*Déformation tardive.* — La déformation dont nous venons de parler se produit d'emblée, mais il peut s'en développer d'autres quand on fait lever le blessé. Celles-ci ont pour caractère particulier d'être lentes et progressives ; mais elles conduisent à des gibbosités manifestes pour la mensuration desquelles Lherbier a imaginé un appareil sur lequel nous aurons à revenir plus loin.

Une remarque d'ordre général que nous ne pouvons omettre de signaler, c'est que la gibbosité n'est nullement en rapport avec l'altération de la moelle. Celle-ci peut être saine avec une déformation considérable, ou au contraire fortement endommagée avec une gibbosité presque nulle. On observe ce phénomène quand les fragments sont revenus à leur place après avoir été déplacés, au moment de l'accident, réduction spontanée fréquente à la région cervicale.

Quelque bien établis que soient les faits que nous venons d'exposer, il convient, en face d'une déformation rachidienne, de ne pas oublier qu'une lésion des apophyses épineuses peut en imposer, et faire croire à l'enfoncement de la vertèbre en totalité (Hippocrate).

*Mobilité et crépitation.* — La mobilité et la crépitation doivent être plus fréquentes qu'on ne le dit, mais leur recherche est toujours douloureuse et serait souvent dangereuse. Quand le blessé a conservé sa connaissance au moment de l'accident, il perçoit un craquement ; plus tard en saisissant les apophyses épineuses on sentirait la crépitation et la mobilité anormale, symptômes que l'on peut rencontrer aussi dans les fractures des lames. Dans ce dernier cas la mobilité est moins prononcée et plus difficile à obtenir, de plus la douleur n'est pas au même niveau.

Ces signes sont de règle dans les fractures isolées de l'arc postérieur, ils sont plus rares et plus difficiles à établir dans celles du corps vertébral et du reste leur recherche est trop périlleuse pour qu'on puisse la conseiller.

Tels sont les symptômes que peuvent fournir les désordres du squelette, nous allons examiner maintenant les signes de grande importance que fournissent les altérations de la moelle et des nerfs rachidiens.

**Troubles nerveux.** — Les troubles nerveux en général peuvent être classés en plusieurs catégories qui sont :

1° Troubles de la motilité ;

2° Troubles de la sensibilité ;

3° Troubles trophiques.

Nous allons les examiner tour à tour, mais pour faciliter cette étude, je résumerai dans le tableau ci-joint les notions actuellement acquises sur la situation des centres moteurs, la localisation des points d'émergence des nerfs rachidiens ; j'exposerai parallèlement les conséquences qu'au point de vue du diagnostic on peut déduire de ces données de topographie sensitivo-motrice, radiculaire et médullaire. Nous pourrons ainsi établir, autant qu'il est possible de le faire, le siège d'une fracture vertébrale au moyen de l'étendue de l'anesthésie et des paralysies concomittantes.

Revenons maintenant à l'étude des troubles nerveux que nous avons énumérés en les isolant les uns des autres pour la simplicité de l'exposition, mais en nous souvenant que sauf dans des conditions spéciales (1) ou dans des régions bien limitées (2) ils sont ordinairement réunis.

1° *Paraplégie.* — C'est un phénomène initial à peu près constant ; le malade semble frappé d'une mort partielle variant d'étendue avec la hauteur de la lésion médullaire. Tandis que dans la partie supérieure du corps, celle qui est sous la dépendance de nerfs dont les origines sont au-dessus de la région intéressée, la vie est intacte, dans l'inférieure frappée de mort, les mouvements sont suspendus ou anéantis au même titre que la sensibilité les sécrétions excrétions, etc., en un mot toutes les fonctions vitales.

La perte du mouvement est un symptôme constant, mais elle peut ne pas apparaître dès le début et ne se manifester qu'au bout de quelques jours ; être complète ou limitée à certains groupes musculaires dans le cas où la lésion a porté sur une partie de la région lombaire correspondant à la queue de cheval. On a constaté parfois dans les lésions de la moelle cervicale des paralysies des membres supérieurs avec intégrité des membres inférieurs.

(1) Dans le cas où une ou deux racines sont écrasées dans le trou de conjugaison sans autre lésion des parties sous-jacentes.
(2) Au-dessous de la 2ᵉ lombaire.

Les troubles du mouvement ont été attribués par Chedevergne aux lésions du cordon antéro-latéral de la moelle
immédiatement en contact avec la saillie tranchante du
fragment inférieur. Cette explication, exacte pour les para-
plégies du début, ne l'est pas pour celles qui se développent
tardivement et qui proviennent du développement d'une
myélite. Les paralysies radiculaires du membre s'accompagnent pour Klumpke et Secretan de phénomènes oculo-
pupillaires sur lesquels nous aurons à revenir.

2° *Troubles de la sensibilité.* — L'anesthésie accompagne
la paraplégie et se manifeste comme elle dès le début de
l'accident, mais ces deux symptômes ne sont pas fatale-
ment liés ; l'anesthésie peut disparaître plus tôt ou subsister après la suppression des signes de paralysie.

Nous savons aujourd'hui que la conduction des impres-
sions sensitives se fait dans la moelle accessoirement par
les cordons postérieurs et la partie postérieure des cordons
latéraux, mais principalement et d'une manière indiffé-
rente sans voie anatomique bien établie par la substance
grise. Pour que la conduction de la sensibilité subsiste, il
suffit donc qu'une petite portion de ce tissu ait été conservée en un point quelconque. Les cordons postérieurs
ne conduisent que la sensibilité au contact et au froid ; la
partie postérieure des cordons latéraux la sensibilité à la
douleur et au chaud, de là la dissociation des différentes
espèces de sensibilité.

L'anesthésie peut marcher de pair avec la paraplégie,
occuper les deux membres, les organes génito-urinaires,
l'abdomen, le thorax selon le siège de la lésion (voir le
tableau p. 45); elle peut être spéciale, c'est-à-dire limitée
au contact, à la douleur, à la perte du sens musculaire.
On observe d'autres fois de l'hyperesthésie siégeant à la
région supérieure des membres supérieurs, aux membres
inférieurs, au pli de l'aine. Elle n'a pas l'uniformité de
l'anesthésie, est très marquée le long des derniers nerfs
intercostaux où se font sentir des douleurs spontanées, en

ceinture, très vives. A noter également les douleurs spontanées existant au niveau des parties anesthésiées phénomène auquel on a donné le nom d'anesthésie douloureuse ;
ainsi que les perversions de la sensibilité consistant en des
sensations subjectives de froid et de chaud.

Dans les fractures du rachis où les lésions médullaires
portent presque toujours sur toute l'étendue transversale
de la moelle en avant ou en arrière, on n'a pas l'occasion
d'observer ce que l'on trouve dans les plaies par instrument tranchant ou par armes à feu : la triade de Brown-
Séquard établie par les hémisections de la moelle et qui
consiste en

1° Paralysie du mouvement du côté de la section ;

2° Paralysie de la sensibilité du côté opposé ;

3° Hyperesthésie à la hauteur de la lésion.

Ces troubles dissociés se rencontrent parfois, mais ils
n'ont plus ici la régularité de limites que l'on observe dans
l'expérience de laboratoire.

L'hyperesthésie se maintient longtemps même après la
guérison ; elle se produit souvent au début de l'accident,
mais elle peut constituer par son apparition tardive un
symptôme de méningite ou de myélite.

L'anesthésie est plus ou moins complète ; ordinairement
absolue jusqu'à la hauteur de la lésion, elle ne cesse pas
brusquement au-dessus ; dans cette région la sensibilité
reparaît obtuse, vague puis peu à peu normale.

L'examen de la zone anesthésiée ne peut permettre de
conclure d'une manière indiscutable à la vertèbre fracturée à cause des longueurs inégales du trajet intra-rachidien des nerfs, du peu de rapport de leurs origines réelles
avec leur passage dans les trous de conjugaison ; (voir la
note placée au bas du tableau page 45) on peut seulement
dire que dans les fractures dorso-lombaires, l'anesthésie
remonte à un ou deux travers de doigt au dessus du pubis ;
que pour les X° et XI° dorsales, la région hypogastrique est
privée de sensibilité ; que pour les IV° et V° dorsales l'anes-

thésie va jusqu'au mamelon; pour les fractures siégeant
au-dessus de la sixième cervicale, le tronc est anesthésié
jusqu'à trois travers de doigt de la ligne claviculaire, pour
celles situées au-dessus de la troisième cervicale le tronc
entier est anesthésié sauf la région externe du bras et de
l'avant-bras.

L'anesthésie qui reste limitée dans les cas de lésions
traumatiques directes de la moelle prend au contraire
une marche ascendante pendant les jours qui suivent l'accident lorsqu'il se développe de la myélite ou que l'épanchement augmente. Le retour de la sensibilité peut être
lent; quant au sens musculaire, il reste longtemps aboli.
Signalons en passant le danger qu'à cause de l'anesthésie
il y a à réchauffer les blessés sans précaution.

3° *Troubles trophiques.* — Que va-t-il se passer dans
un groupe musculaire paralysé? Les muscles ne tardent
pas à s'atrophier, ils deviennent mous, flasques; les membres présentent souvent des spasmes, des contractures, de
la trépidation, des fourmillements; les contractures sont
plus fréquentes la nuit que le jour; elles sont parfois d'un
pronostic heureux, bien qu'elles constituent des symptômes de myélite, de pachyméningite, de congestion médullaire. Plus ordinairement la paralysie reste flasque et produit des pieds bots équins, varus ou valgus. Les articulations sont le siège d'arthropathies ordinairement développées dans les membres du même côté que la lésion.

*Réflexes.* — Les réflexes sont abolis, leur retour se fait
ordinairement avec celui de la mobilité volontaire, parfois,
malgré la guérison, il ne se produit pas. Il semble acquis
depuis les recherches de Bastian, de Boulby et de Chorn-
burn que chez l'homme, contrairement aux résultats expérimentaux, la section totale de la moelle à la région dorsale
supérieure provoque la suppression durable des réflexes
profonds et des superficiels dans les parties sous-jacentes;
par suite de la suppression des connexions existant à l'état
normal entre l'axe spinal et le cervelet (Charlton Bastian);

l'exagération de ces réflexes au lieu d'être corrélative d'un écrasement total de l'organe en ce point indique que la continuité n'est pas interrompue. Les faits d'Huglings, Jackson et Boulby confirment cette manière de voir ; en cas d'hémisection de la moelle les réflexes sont conservés mais sont surtout marqués du côté opposé à la lésion, c'est-à-dire dans les régions sur lesquelles porte l'anesthésie.

Dans le même ordre d'idées il faut signaler les spasmes, les secousses musculaires, les soubresauts de tendons assez fréquents quelques semaines après le traumatisme ; leur pronostic ordinairement bénin peut parfois être plus sombre ; ils peuvent disparaître pour reparaître plus tard avec des ascensions thermiques et des douleurs vives.

*Phénomènes oculo-pupillaires.* — Ces phénomènes ont été signalés pour la première fois par Pourfour du Petit en 1712 ; dans son travail (in mémoires de l'Académie des sciences), il démontre que *les nerfs intercostaux fournissent des rameaux qui portent des esprits dans les yeux.* Brodie 1828, Rendu 1869, insistent sur leur importance, tandis que Budge, Waller, Rouget étudient la localisation de leur centre médullaire qu'ils placent entre la première cervicale et la sixième dorsale. Brown Séquard lui donne même une plus grande étendue (jusqu'à la dixième dorsale) ; tandis que Budge établit définitivement son siège de la quatrième cervicale à la troisième dorsale.

Les troubles oculo-pupillaires consistent en altération des mouvements de l'iris (resserrement avec ou sans paralysie), en diminution de l'ouverture palpébrale, strabisme, photophobie (plus rare) ; plus tard enfin se développent des troubles très graves dans la nutrition des globes oculaires.

On sait que par la loi de Waller les rameaux sympathiques oculo-pupillaires émergent de la moelle par les racines des deux premières dorsales, et d'une façon tout à fait indépendante des vaso-dilatateurs correspondants. Leur excitation dans les lésions des deux premières paires

4

pourra donc amener la dilatation pupillaire, et leur destruction une constriction. Il sera difficile de prononcer si
les troubles observés doivent être mis sur le compte d'une
lésion médullaire dorsale ou d'un épanchement sanguin
remontant vers la région cervicale où l'action irido-pupil-
laire de la moelle est bien marquée. On ne pourra conclure
qu'avec l'aide d'autres symptômes concomittants ; mais le
plus souvent c'est la dernière hypothèse qui sera la bonne.

*Escharres.* — Tout traumatisme du canal rachidien dé-
terminant une compression, une déchirure de la moelle
est la cause de troubles nutritifs tels que bulles, éruptions
pemphigoïdes (Charcot).

Pour Vulpian, l'abolition ou la diminution de l'action
médullaire serait la seule cause des altérations trophiques,
l'irritation de la moelle en serait l'adjuvant. Pour Charcot,
au contraire, la condition pathogénique indispensable au
développement des troubles nutritifs, réside dans l'inflammation de la moelle.

Parmi ces troubles trophiques les plus importants sont
les escharres. Les pressions si souvent invoquées dans
leur étiologie peuvent contribuer à leur développement,
mais souvent la rapidité de l'apparition ne permet d'invoquer que l'altération trophique qui les produit, malgré les
plus grandes précautions (Gouttière de Bonnet, couche
d'ouate, oreillers, matelas d'eau, etc.)

Elles accompagnent toujours les paralysies, leur siège
est variable mais les régions les plus fréquemment atteintes sont la région sacrée, les trochanters, les talons, les
malléoles et la région scapulo-humérale postérieure. Leur
début varie aussi, mais c'est ordinairement dans la première semaine qu'elles paraissent, la difficulté de remuer
le malade et son insensibilité font qu'on ne s'en aperçoit
que lorsqu'elles sont très étendues.

Quand on peut les étudier dès le début, on constate
d'abord de la rougeur, puis des phlyctènes qui crèvent,
se réunissent et s'ulcèrent ; l'épiderme disparaît, il se for-

me une croûte qui tombe emportée par le pus; les papilles
mises à nu se recouvrent d'un exsudat qui devient purulent, l'ulcération gagne, le derme se détruit, les aponé-
vroses découvertes se détachent, les muscles s'entament
le périoste est mis à nu et enfin l'os sous-jacent peut se
nécroser,

Au niveau de la saillie dorso-lombaire, les apophyses
peuvent se désagréger et le canal rachidien s'ouvrir, c'est
ce que l'on observe aux régions lombaire et sacrée ; les
méninges s'enflamment alors, le pus envahit le segment
supérieur du canal vertébral.

On a observé aussi la gangrène des parois abdominales
et lombaires avec formation d'un anus artificiel; aux membres inférieurs des phlegmons, des arthrites, des érysipèles.

Ces cas malheureux ne constituent heureusement pas la
règle générale et la guérison des escharres est souvent
obtenue grâce à une antisepsie bien faite et à des soins
intelligents.

Dans le même ordre d'idées nous rappellerons les observations de nécrose déjà citées d'Hochstetter et Leroy; nous
citerons aussi les érythèmes, les ulcérations, les éruptions
vésiculaires ou bulleuses, l'eczéma, l'herpès, le pemphi-
gus, l'ecthyma ; on observe souvent une modification de
la peau qui devient lisse ou rugueuse, la prolifération exces-
sive de poils; des troubles du côté des ongles ; de l'œdème
des membres inférieurs;

Nous allons étudier maintenant les principaux symptômes qui proviennent des graves lésions viscérales étu-
diées précédemment.

### Symptômes dus aux désordres génito-urinaires

Les troubles du côté des organes urinaires sont malheureusement fréquents et rendent plus rares encore les
cas de guérison des fractures du rachis.

*Miction.* — Il y a dans la miction normale à considérer

le centre spinal qui la commande, les nerfs qui servent à percevoir le besoin d'uriner et ceux qui en assurent l'exécution.

Nous avons déjà parlé du centre spinal ; les expériences de Budge et Kupressow ont établi sa situation au niveau de la IV° lombaire chez le chien et le lapin pour Budge, au niveau de la V° et la VI° pour Kupressow, des VI° et VII, pour Masius.

La miction comprend deux arcs nerveux, un arc spinal ou réflexe et un arc cérébral ou volontaire. Le premier est formé par : 1° les nerfs sensitifs et la muqueuse uréthro-vésicale ; 2° les centres vésicaux spinaux de Budge et Kupressow ; 3° les nerfs moteurs allant au muscle vésical et aux sphincters.

Le 2me arc est formé : 1° par les cornes grises de la moelle qui transmettent la sensation au cerveau par les faisceaux sensitifs ; 2° les cellules des circonvolutions qui perçoivent les sensations et envoient l'incitation physique de la volonté ; 3° les cordons antéro-latéraux de la moelle ; 4° les nerfs moteurs de la vessie et des sphincters.

Ceci posé, quels sont les troubles que peut présenter la miction ? ils se partagent en deux catégories : la rétention et l'incontinence.

*Incontinence.*— Celle-ci est rare, elle peut être réelle ou apparente ; dans ce cas, le blessé urine par regorgement, il a de la rétention méconnue. La cause de l'incontinence est très obscure, car on l'a trouvée avec des lésions diversement situées ; elle dure peu quand elle est immédiate et annonce une gravité particulière.

*Rétention.* — La rétention est plus fréquente, ordinairement immédiate, elle peut ne se manifester que quelques jours après l'accident et donner lieu aux lésions vésicales dont nous avons parlé précédemment, elle guérit ou persiste ou enfin se transforme en incontinence, surtout quand les lésions vésicales sont avancées. Elle reparaît parfois après une longue période d'amélioration, d'autres fois la miction volontaire se rétablit.

Dans cette terminaison favorable, le premier phénomène qui se produit est comme l'ont décrit Jaccoud puis Chédevergne, le retour de la sensibilité vésicale; le malade demande à être sondé plus souvent, puis, sous l'influence d'une douleur cuisante dans la région hypogastrique, il fait des efforts d'expulsion, et finit par émettre un jet plus ou moins abondant; le cathétérisme devient inutile, mais pendant longtemps le besoin reste impérieux et pressant.

### Troubles dans la sécrétion urinaire

La sécrétion urinaire pour Virmès dont l'opinion est du reste combattue par Segalas peut être complètement arrêtée ; ce phénomène se rencontre parfois, mais bien plus rarement que la simple diminution dans l'excrétion urinaire ; en tout cas il dure peu.

Il y a aussi quelques rares exemples de polyurie. L'urine altérée présente les caractères suivants : le 3ᵉ et le 4ᵉ jour elle se trouble légèrement, laisse un dépôt de mucus filant et épais et contient parfois de l'albumine ; le dépôt augmente, s'épaissit encore, par l'adjonction de cristaux de phosphate de chaux et d'acide urique, recouvrant d'incrustations abondantes les sondes que par une pratique malheureuse, les chirurgiens laissaient autrefois à demeure. La réaction devient alors alcaline, et l'urine prend une odeur ammoniacale prononcée.

Pendant les premiers jours, il n'est pas rare d'observer de l'hématurie, preuve d'une hémorragie vésicale ou rénale ; mais un élément malheureusement assez fréquent, et dont il faut espérer qu'une pratique chirurgicale mieux comprise viendra rendre les exemples plus rares, c'est la présence du pus. Dans ce cas il y a de vives douleurs dans la région hypogastrique, la cystite est intense, elle s'accompagne de fièvre, progresse et par infection successive gagne les uretères, puis les reins.

Nous avons déjà signalé en faisant l'anatomie pathologique, les graves résultats de cette infection de l'appareil urinaire, je ne ferai que les rappeler rapidement, on connaît assez la symptomatologie de ces affections et de l'empoisonnement urineux pour que je ne l'expose pas ici.

*Troubles génitaux.* — Dans les fractures cervicales les érections sont fréquentes malgré l'opinion de Chedevergne; elles peuvent encore exister dans les fractures lombaires et dorsales quoique très rarement ; elles sont ordinairement incomplètes , c'est plutôt une turgescence du pénis. Quand l'érection est immédiate, elle n'est pas due à une inflammation de la moelle, elle ne s'accompagne d'aucun désir, mais parfois d'une sensation pénible, douloureuse même qui attire l'attention du malade ; quand elle est incomplète, on peut l'attribuer à la vaso-dilatation suite de la paralysie des vaso-constricteurs; quand elle est complète il faut faire intervenir une lésion du centre génito-spinal que, chez l'homme. nous avons vu siéger vers la fin de la région dorsale. Ce phénomène manque souvent, et l'érection peut au contraire être longtemps impossible et ne reparaître que plus tard.

Chez la femme les règles peuvent être supprimées, mais la rareté des observations ne permet pas de conclure ; en cas de grossesse l'avortement est la règle.

*Troubles digestifs.* — L'intestin est paralysé ; du côté du rectum on trouve de la constipation ou de l'incontinence des matières, plus fréquente que celle d'urine. Avec l'aggravation des symptômes apparaît la diarrhée ; l'intestin paralysé se laisse distendre par les gaz, refoule le diaphragme et contribue à la gêne respiratoire ; le ballonnement se rencontre surtout dans les fractures lombaires et dorsales ; dans ces dernières il peut devenir énorme. Follet et Guermontrez ont observé des nausées, des vomissements; mais quand ces troubles gastriques apparaissent après le premier septennaire, ils sont dus à l'urémie, à l'infection purulente ou à la pelvi-péritonite.

*Troubles respiratoires.* — On rencontre ici la dyspnée, la congestion pulmonaire, la toux, l'enrouement et des complications plus rares, telles que pleurésies, bronchite généralisée, pneumothorax et déchirures pulmonaires.

La dyspnée est causée par la douleur, les fractures de côtes ou du sternum, la paralysie des intercostaux et des autres muscles respiratoires ; dans un cas le diaphragme était déchiré et il y avait hernie de l'intestin dans la plèvre. Mais de toutes les causes, la plus importante est la paralysie et la congestion qui la suit ; elle se manifeste dans les fractures dorso-lombaires par des râles muqueux abondants ; dans les fractures de la région dorsale le blessé tousse difficilement, les bronches sont obstruées par un mucus épais, la voix s'altère et faiblit.

Enfin, dans les lésions de la région cervicale la gêne respiratoire est considérable, même quand la lésion siège au-dessous du phrénique, par suite de la paralysie de la plupart des intercostaux ; lorsque la fracture siège dans la partie inférieure de la région cervicale, certains muscles extrinsèques viennent en aide au diaphragme, mais la respiration est encore pénible, il y a menace d'engorgement pulmonaire hypostatique ou obstruction des bronches rendant très précaire l'hématose (Chedevergne).

*Troubles circulatoires.* — On constate ordinairement l'affaiblissement et le ralentissement des contractions cardiaques ; ce sont des phénomènes constants et immédiats dans la plupart des traumatismes médullaires cervicaux ou dorsaux sauf au niveau de la 7me cervicale où d'après Cl. Bernard au lieu du ralentissement on observe une accélération peut-être due à une excitation du nerf de Cyon. Au bout d'un temps plus ou moins variable une réaction s'opère et le rythme redevient régulier.

Le tracé sphygmographique du pouls recueilli sur un petit nombre de blessés a toujours présenté les mêmes caractères ; ligne d'ascension brusque verticale très élevée, au contraire ligne de descente concave prolongée ; ainsi se trouve vérifiée cliniquement cette proposition de

Marey : l'ampliation de la pulsation est en raison inverse
de la tension artérielle. Or, dans quelles conditions se
trouvent placés des individus atteints d'une blessure de
l'axe médullaire. Ils sont accidentellement dans l'état des
animaux chez lesquels on sectionne la moelle, et dès lors
un trouble profond est apporté dans le fonctionnement des
nerfs vaso-moteurs. Le pouls est accompagné d'un choc
brusque à la suite duquel l'artère se laisse facilement dé-
primer, et ce qui fait qu'elle s'affaisse si brusquement, c'est
que ses parois ne sont plus soutenues par une force inté-
rieure suffisante.

La température suit la même marche, elle s'élève d'abord
au niveau des parties paralysées, puis diminue et il faut
souvent entretenir dans ces régions une chaleur artificielle ;
la température centrale est au-dessus de la normale ;
d'après Tournal dans les fractures cervicales, il se produit
une élévation rapide de température dans le cas d'accidents aigus et progressive au contraire s'il y a des accidents chroniques de myélite consécutive.

Parfois enfin conformément à la loi de Beaunis on
observe un abaissement de température qui augmente graduellement jusqu'à la mort ; abaissement d'autant plus
rapide que la moelle a été lésée plus haut.

D'autres phénomènes circulatoires s'observent quelques
jours après l'accident : Ce sont, selon qu'il y a constriction
des vaso-constricteurs ou des vaso-dilatateurs, la pâleur
générale avec refroidissement due à la commotion médullaire ou cérébrale ou la coloration du visage dans le cas de
congestion.

On sait que les nerfs vaso-moteurs ont des racines dont
le niveau est loin de correspondre à celui des organes
auxquels ils se rendent, il en résulte des divergences cu-
rieuses comme le développement des troubles vaso-moteurs
dans les membres supérieurs, dans le cas d'une fracture
dorsale. A ces troubles vaso-moteurs se lient des désordres dans la sécrétion sudorale ; on a vu les membres paralysés parfois recouverts d'une sueur abondante, d'autres
fois parfaitement secs.

## Lésions diverses, contemporaines de la fracture
## mais sans relation directe avec elle.

Nous venons d'examiner une série de symptômes, importants à connaître, car ils sont la manifestation de lésions nerveuses consécutives à la fracture, et qui au point de vue du diagnostic de celle-ci ont une valeur considérable, on peut en observer d'autres dûs aux fractures de côtes, du bassin, du crâne, aux déchirures de viscères, du poumon, de la rate, aux contusions du rein, à des ruptures de vaisseaux ; il n'y a pas lieu de les exposer ici car ils n'ont rien de spécial au cas qui nous occupe. Je dirai seulement que les fractures de côtes sont fréquentes, elles étaient la règle pour Mollière et peuvent se produire dans toutes les fractures rachidiennes, mais elles sont constantes dans celles de la région dorsale supérieure.

Leur siège habituel est le niveau de l'angle de la côte; alors les fragments taillés en biseaux peuvent déchirer la plèvre ou le poumon ; cependant la fracture peut aussi siéger en d'autres points, si plusieurs côtes sont rompues la direction du trait de cassure est oblique en bas et d'avant en arrière.

La fracture du sternum est rare car cet os est protégé par l'élasticité des côtes, elle a pour cause la flexion forcée du tronc, la tête appuyant sur la poignée ; les signes qui la font reconnaître n'ont rien ici de particulier.

Enfin dans les chutes sur le siège la coexistence d'une fracture du bassin se reconnaîtra aux symptômes généraux de ces traumatismes.

# CHAPITRE VI

## Fractures de l'Atlas et de l'Axis

**Aspect général du blessé.** — Lésions osseuses et médullaires ; leurs conséquences ; mort subite : troubles respiratoires, circulatoires ; désordres genito-urinaires. — Pronostic.

L'examen comparatif des fractures dans les différentes régions du rachis au point de vue de leur mécanisme, des lésions osseuses et médullaires que l'on y rencontre, des symptômes qui en sont la conséquence, serait très instructif et fort intéressant, mais conduirait en somme à un groupement différent de faits déjà exposés. Pour éviter toute répétition et ne pas donner une trop grande longueur à cette étude, je me bornerai à dire quelques mots des fractures de l'Atlas et de l'Axis, que leurs caractères spéciaux distinguent complètement de celles des autres vertèbres.

*Fractures de l'Atlas et de l'Axis.* — Elles sont le plus souvent provoquées par une cause directe, et on leur reconnaît, sans contestation, le privilège d'être plus souvent que celles des autres régions accompagnées de luxation (Richet).

La fracture de l'Atlas marche ordinairement de pair avec la rupture de l'apophyse odontoïde (A. Cooper, Malgaigne, Coste).

Quant aux luxations elles sont parfois immédiates, d'autres fois secondaires à la mobilité anormale occasionnée par le déplacement osseux.

*Attitude du blessé.* — Le malade perd connaissance, tombe dans le coma complet, ou dans une torpeur plus ou moins marquée ; bien que le fait soit rare, il y a des observations où l'intelligence s'est conservée tout entière ; et cette intégrité coïncidait avec l'absence de tout déplacement. Dans les cas ordinaires la torpeur est de règle ; elle persiste ou disparaît.

La tête et le cou sont immobilisés dans des positions variables : flexion forcée, extension, rotation, etc. La face est cyanosée, la respiration pénible ; il y a menace d'asphyxie, le pouls est petit, filiforme ; le malade a des tendances à la syncope, présente du refroidissement et des sueurs abondantes.

*Lésions osseuses et médullaires — leurs conséquences.* — Dans son article du D' de Dechambre, Guyon dit que, malgré l'extrême gravité de la fracture de l'Atlas et de l'Axis, la mort immédiate n'est pas fatale, qu'elle peut ne pas se produire, ou avoir lieu après un intervalle assez long.

Quel que soit le siège, ou la cause (directe ou indirecte) de la fracture, quel qu'en soit le mécanisme (flexion forcée, extension, torsion, écrasement), la fracture peut intéressr les apophyses épineuses, l'arc vertébral, le corps de la vertèbre. Le plus souvent on observe plusieurs de ces lésions continues, nous ferons remarquer à ce sujet que les fractures du corps ont été à tort regardées comme les plus rares (Legouest et Kirmisson), ce point est important pour la fréquence des lésions médullaires, car à ce niveau de l'arc vertébral, c'est le corps de la vertèbre qui est le plus rapproché de l'axe nerveux.

La mort peut comme nous l'avons dit se produire au bout de quelques instants ; s'il n'y a ni déplacement ni compression, elle peut manquer, et on n'observe que les symptômes de commotion traumatique. Le plus souvent dans ce cas, la paraplégie est complète, la sensibilité a disparu, les réflexes sont diminués ou abolis, tous les muscles sont paralysés. Mais un symptôme caractéristique est le trouble de la respiration. A ce niveau, en effet, à la paralysie des intercostaux s'est ajoutée celle des nerfs phréniques presque toujours intéressés dans les fractures

de l'Atlas et de l'Axis ; l'asphysie est la terminaison habituelle de ces lésions et peut se produire en quelques
heures ; de plus, il y a des symptômes oculo-papillaires
signalés par Budge, Waller et Rouget, manifestés par un
resserrement de l'Iris.

Du côté de l'appareil génito-urinaire, on observe de la
rétention d'urine dont la sécrétion est souvent diminuée,
il y a fréquemment de la turgescence de la verge.

Quant au système digestif il présente de la gêne dans la
déglutition rendue parfois impossible même en dehors de
tout déplacement, une constipation opiniâtre, d'autres fois
de l'incontinence des matières fécales, du tympanisme
marqué augmentant encore l'étendue des troubles respiratoires.

Du côté de la circulation le pouls est ralenti, il y a des
troubles vaso-moteurs. Follin et Duplay ont mentionné la
possibilité de l'arrêt des mouvements cardiaques.

*Pronostic.* — Le pronostic est très grave, toutefois la
mort n'est pas inévitable et Guyon signale des cas de guérison.

# CHAPITRE VII

## Diagnostic

**Diagnostic de la fracture elle-même.** — Sa localisation ; Diagnostic de l'étendue du mal ; Des lésions médullaires ou radiculaires ; Rayons de Roentgen.

Le diagnostic différentiel de la fracture du rachis est complexe ; on a en effet à résoudre les questions suivantes : la fracture existe-t-elle ? A quel niveau siège-t-elle ? Quelles sont les vertèbres intéressées ? A quelles lésions nerveuses a-t-on à faire ? A quel niveau siègent-elles ? la moelle et les nerfs rachidiens sont-ils atteints ? ou bien ces derniers sont-ils seuls en cause ? Enfin y a-t-il d'autres organes secondairement intéressés ?

*Diagnostic de la fracture.* — Le genre d'accident, la position du blessé pendant qu'il s'est produit fournissent de grandes présomptions que l'état comateux, les troubles respiratoires et circulatoires, les phénomènes paralytiques viendront confirmer. Le diagnostic d'avec la commotion médullaire et cérébrale sera éclairé par l'aspect de la déformation rachidienne. En outre le caractère de la commotion est d'être transitoire ; bientôt tous les phénomènes anormaux cessent et au bout de quelques jours au plus, le blessé accuse dans les membres paralysés une sensation de brûlure, des fourmillements, des picotements ; les mouvements et la sensibilité se rétablissent graduellement de bas en haut dans les membres inférieurs ; les orteils d'abord, puis les jambes, les cuisses redeviennent sensibles et recouvrent peu à peu leur motilité générale ; au bout de quelques jours, quelques semaines au plus, les accidents ont complètement disparu.

Une série de phénomènes que nous désignerons du nom

général d'accidents hystéro-traumatiques sont plus difficiles à différencier ; on sait par les travaux d'Erichsen,
Karow sur les accidents de chemin de fer, par ceux plus
importants de Charcot, que le traumatisme peut dans certains cas faire éclore des troubles fonctionnels chez des
sujets prédisposés, les phénomènes paralytiques ne sont
pas rares dans ces cas, et s'ils coïncident avec une déviation cyphotique du rachis, ils peuvent provoquer une
erreur de diagnostic.

Nous avons dans le cours de cette étude exposé suffisamment les caractères particuliers de la déformation pour
qu'on ne puisse la confondre avec une déviation acquise
ou héréditaire ; ces mêmes considérations permettront
d'éliminer le mal de Pott qui présente en outre des com-
mémoratifs différents et une douleur à la pression que l'on
éveille dans cette dernière affection à une époque où la
fracture vertébrale est depuis longtemps indolente. En
exposant l'anatomie pathologique et les symptômes des
fractures indirectes, nous avons trop insisté sur la saillie
du fragment supérieur, sur la déformation angulaire et
un ensemble de signes trop longs à énumérer ici pour que
l'hésitation puisse encore être permise. Nous avons vu
aussi que la luxation était tellement rare qu'il n'y a pas à
s'en préoccuper beaucoup, sachant surtout qu'elle s'accompagne de fractures concommittantes. La fracture cervicale
accompagnée de luxation présente une certaine mobilité de
la tête, de la crépitation appréciable pendant les mouvements, tandis que généralement dans la luxation simple
aucun mouvement n'est possible. Les apophyses solide-
ment engrenées et retenues dans leur fausse position se
refusent à tout nouveau déplacement de quelque côté que
ce soit.

*Sa localisation.* — L'ensemble symptomatique simplifie
donc le diagnostic des fractures en elles-mêmes, il en faci-
lite aussi la localisation. Pour les ruptures directes, la
vertèbre lésée est celle sur laquelle le choc a porté, pour
les indirectes le siège dépend de la façon dont s'est produit

l'accident. Nous avons déjà suffisamment établi cette localisation pour n'avoir plus à y revenir.

*Diagnostic de l'étendue du mal.* — Mais il ne suffit pas
d'avoir posé le diagnostic de fracture du rachis, ni de
l'avoir localisée à telle ou telle vertèbre, il est de toute
importance de déterminer exactement l'étendue de la
lésion. L'examen local, la recherche des déformations et
des mouvements anormaux, l'étiologie bien établie servi
ront à séparer les fractures de l'arc postérieur seul, beaucoup plus rares, de celles plus fréquentes du corps et des
lames.

*Lésions nerveuses.* — Il reste à envisager les phénomènes
nerveux (paraplégie, anesthésie, etc.) qui feront penser
lorsque la commotion aura disparu à une lésion que le
tableau de la page 15 (1) nous permet de localiser assez
bien. Par l'examen osseux nous venons de préciser le niveau
de la vertèbre fracturée; nous reportant dès lors au tableau
auquel nous faisons allusion, on pourra conclure aux troubles nerveux et aux lésions de même nature auxquelles on
a à faire. Maintenant quelle est sûrement la nature de la
lésion ; est-elle purement radiculaire ou radiculo-médul-
laire ? C'est ce qu'il est parfois bien difficile d'établir, et
c'est une question à laquelle on ne pourra répondre souvent qu'approximativement, car si Kirmisson reprenant
une théorie énoncée avant lui par Chedevergne a signalé
(Congrès de Chirurgie 1894) la rareté relative des lésions
médullaires par suite de la protection que la moelle reçoit
de ses enveloppes, et de la faiblesse de ses diamètres com-
parées à ceux du canal vertébral, il n'en reste pas moins
bien établi par l'observation clinique et expérimentale,
que l'on doit toujours compter avec elles.

*Rayons de Rœntgen.* — Nous possédons du reste à
l'heure actuelle un nouvel élément de diagnostic dans les
rayons de Rœntgen ; par la radiographie, on peut espérer

se rendre un compte exact de l'étendue de la lésion vertébrale ; l'image obtenue montrera l'importance des altérations du corps, des lames, les déplacements des fragments, les saillies anormales intra-rachidiennes. Tandis
que par l'examen des épreuves obtenues, on aura l'indication exacte des désordres osseux, on obtiendra en même
temps des renseignements précieux sur les agents de
compression de la moelle, et s'ils font défaut, la constata-
tion de désordres limités au niveau des points d'émergence
des racines rachidiennes éclairera la question d'un nouveau jour.

Le difficile problème que nous venons de poser plus
haut aura donc bien plus de chances d'être éclairé, et par
conséquent les indications d'une intervention seront bien
plus nettement posées.

# CHAPITRE VIII

## Pronostic

**Historique.** — Consolidation normale; Déformations secondaires;
Hyperostose, suppurations.
**Conséquences des lésions nerveuses :** Mort subite. — Mort rapide. —
Des différentes causes de la mort.

Jusqu'à Louis le pronostic des fractures rachidiennes
fut regardé comme fatal à bref délai. Hippocrate l'avait
donné comme toujours mortel. Ambroise Paré n'était pas
plus optimiste dans le cas de fractures accompagnées de
symptômes paralytiques; Benjamin Bell considérait la
mort comme inévitable, Boyer, A. Cooper, ont professé
les mêmes opinions, tandis que Malgaigne était moins
réservé. C'est seulement en 1805 que Velpeau comprend
l'exagération des opinions précédentes.

Olivier d'Anger cite des exemples de guérison à la suite
de véritables plaies de l'axe cérébro-spinal. Pour Voille-
mier, Nelaton, Follin, le pronostic est grave mais la guérison possible ; Chedevergne, de son côté, démontre l'exagération portée jusqu'alors dans l'appréciation du pronostic;
Legouest et Lannelongue bien que le jugeant généralement grave, sont ainsi que Salmon, de l'opinion de Chedevergne, qui admet des nuances dans les appréciations
qu'il convient de formuler sur les diverses espèces de fractures.

*Consolidation normale.* — En réalité la guérison est
possible, de nombreux cas le prouvent ; dans ces cas la
réparation a suivi la même marche que dans tout autre
segment du système osseux. Au bout d'un temps variable les fragments sont réunis par des travées osseuses

5

allant d'un point à l'autre quand ils sont écartés ou par
une soudure plus facile dans le cas de pénétration. En
même temps des jetées osseuses se sont développées à la
périphérie des corps vertébraux et même sur les disques
voisins non lésés ; dans une région plus ou moins étendue,
il y a eu production de tissu osseux.

Cette production même est parfois un danger, car si
le cal proémine en arrière, il peut pénétrer dans le
canal médullaire, s'y présenter sous forme de travées
osseuses volumineuses, irriter les méninges et provoquer
de la méningite ou tout au moins de la pachyméningite.
Mais nous n'envisageons en ce moment que des cas favorables ; on voit alors le cal devenir solide, au bout de trois
mois au moins, les fragments sont soudés directement ou
à distance, à travers les cartilages résorbés, au moyen de
travées osseuses établies entre les surfaces érodées ou
intactes.

*Déformations secondaires.*—Si la guérison est complète,
le cal ainsi établi peut se maintenir, mais il n'en est malheureusement pas souvent ainsi ; les anciennes fractures
que Lherbier a examinées dans le service de Guermonprez,
celles que Ménard a suivies, présentaient une gibbosité
bien plus manifeste au bout de quelques mois qu'au moment où leur guérison avait été constatée. Le moyen
employé par Lherbier, pour procéder à la mensuration de
ces gibbosités est le suivant : une tige de cuivre creuse est
chauffée à une haute température, puis abandonnée à un
refroidissement progressif ; le métal garde pendant un
certain temps une grande malléabilité, dans la tige froide
on verse de la résine jusqu'à ce qu'elle soit pleine ; il n'y a
plus qu'à appliquer la tige ainsi préparée sur le rachis du
malade ; elle s'y moule et l'on a ainsi l'empreinte exacte de
ces déformations secondaires.

Le malade dans ces déviations consécutives, accuse à la
région dorso-lombaire une sensation de gêne de compression souvent douloureuse, le dos se courbe, le blessé

doit s'appuyer pour marcher, la palpation détermine de
la souffrance ; une pression brusque et verticale sur les
épaules ou le rachis provoque une vive douleur au niveau
de la fracture, les mouvements sont limités ou impossibles ;
plus de souplesse, de flexion en arrière, etc.

*Hyperostose Suppurations.* — Jusqu'ici pourtant les
suites n'ont pas été bien malheureuses, mais il peut arriver
aussi que le processus irritatif ait produit non l'hypéros-
tose physiologique du cal comme dans la guérison parfaite,
ni la raréfaction du tissu osseux dont nous venons de parler,
mais par l'exagération de l'un ou l'autre de ces phénomènes
qu'il ait amené le développement de saillies anormales
pouvant enflammer, comprimer ou écraser la moelle et
provoquer ainsi des désordres secondaires plus graves
parfois que les troubles primitifs et sur lesquels Kirmisson
1883, Tuffier et Hallions, ont particulièrement insisté. Il
peut aussi se produire une transformation de l'ostéite
raréfiante en abcès osseux ; dans ce cas les soudures man-
quent, les fragments érodés, usés, baignent dans un
liquide purulent ou sanieux ; la suppuration menace la
moelle et les cavités splanchniques voisines.

*Suites des lésions nerveuses.* — On voit donc qu'il y a
toute une échelle à parcourir de la fracture simple sans
complication sérieuse, pouvant guérir facilement jusqu'à
la dernière dont nous venons de parler et dont le pronostic
est des plus graves ; mais jusqu'ici nous n'avons surtout
envisagé que l'élément osseux, les troubles nerveux dont
nous avons eu à dire quelques mots n'étaient que de simples conséquences des premiers, et cependant leur impo r
tance est telle que c'est d'eux surtout que devra dépendre
le pronostic de la fracture. Ce sont eux qui en dehors de
toute autre considération doivent attirer notre attention
par une de leurs conséquences les plus graves : la mort
rapide.

*Mort rapide.* — Elle survient dans des cas fort dissem-
blables et malgré le nombre des observations publiées, il

est difficile d'établir à ce sujet des conclusions fermes.
Cependant il paraît définitivement acquis que dans tous
les cas de mort rapide la fracture siégeait presque toujours
au-dessus des 3me et 4me cervicales. J'ai déjà signalé la disposition de la moelle qui de l'arc antérieur de l'atlas et
de l'axis va presqu'au niveau du corps de la 2me lombaire ;
elle se trouve suspendue au centre du canal vertébral, en
suit les courbures et le mouvement sans pouvoir être au
contact avec lui ; elle est maintenue par les prolongements
de la dure mère et les nerfs rachidiens revêtus de la pie
mère, tandis que la dure mère est séparée des parties
osseuses des vertèbres par des plexus veineux abondants et
du tissu cellulo-adipeux lâche protégeant encore la moelle.
Cette disposition m'a servi à expliquer comment le tissu
nerveux peut échapper par refoulement aux compressions.

Malheureusement cette protection a une limite bien souvent dépassée et au niveau des vertèbres les plus ordinairement fracturées 4e 5e 6e cervicale 7e cervicale, 3e dorsale
et enfin aux niveau de l'atlas et de l'axis, la moelle s'est
trouvée bien des fois atteintes. La mort immédiate est une
des graves menaces des fractures des deux premières cervicales, grâce surtout à la coexistence fréquente d'une luxation par fracture de l'apophyse odontoïde.

D'autres fois au début l'état du blessé paraît moins me-
naçant, cependant le décès se produit quelques heures
après l'accident ; dans ces cas on peut incriminer la compression rapide de la moelle par déplacement de l'apophyse odontoïde provoquant des lésions bulbaires.

*Autres causes de mort.* — En général le malade meurt
par asphyxie, conséquence de la paralysie des muscles
respiratoires et du diaphragme, l'asphyxie est encore la
terminaison habituelle des fractures des 3e 4e 5e 6e cervicale ; le phrénique est ici intact, mais l'acte respiratoire
est compromis. Nous avons signalé la congestion, l'obstruction des bronches, etc ; à cela il faut ajouter le tympanisme, l'anurie, les troubles circulatoires profonds. Dans
ces conditions la mort subite est plus rare, mais le blessé

peut succomber pendant les quatre ou cinq jours qui suivent l'accident, d'autres complications enfin telles que rupture de la plèvre, de l'aorte (Thompson) des artères vertébrales peuvent amener assez promptement une issue fatale.

On peut donc conclure que bien qu'il y ait des cas ou même des lésions de l'atlas et de l'axis ont guéri sans complications ultérieures, les fractures des vertèbres supérieures entraînent un pronostic grave.

L'inhibition disent Viault et Jolyet existe dans tous les ébranlements violents du système nerveux et doit entrer en ligne de compte dans la statistique des morts subites ; ce phénomène qui amène l'arrêt de l'activité propre des cellules nerveuses peut expliquer certains symptômes tels que l'arrêt de la respiration, du cœur, du tonus vasculaire. Ces phénomènes inhibitoires se produisent d'autant plus facilement que la continuité fonctionnelle entre le cerveau et la moelle, n'existe plus. Le cerveau est en effet un centre modérateur des réflexes ainsi que des mouvements automatiques.

Il conviendrait également dans l'appréciation du pronostic d'établir les considérations que comportent les phénomènes paralytiques, les troubles de la sensibilité, etc. ; les suites de l'altération des fonctions urinaires devraient aussi nous occuper un instant ; mais toutes ces question ont été traitées dans le courant de cette étude, y revenir serait m'exposer à de très longues répétitions, je me bornerai de renvoyer le lecteur à l'exposé de l'anatomie pathologique et des symptômes fait précédemment d'où il sera facile de tirer les conclusions nécessaires ; pour un examen plus complet de la question c'est au traité magistral de Chipault que l'on devra s'adresser, comme du reste pour toutes les question de chirurgie médullaire.

# CHAPITRE IX

# Traitement

L'histoire du traitement des fractures du rachis n'est pas une des parties les moins intéressantes et les moins instructives de leur étude. On a attribué à Ambroise Paré le mérite d'avoir conseillé le premier l'intervention active dans le traitement des ruptures de la colonne, nous verrons par la suite que les anciens n'avaient pas négligé cette question.

Hippocrate (400 ans av. J.-C.) rappelle dans son traité des articulations qu'avant lui et de son temps, les médecins employaient pour le traitement de la fracture vertébrale la succussion sur l'échelle qu'il est loin de conseiller, car, dit-il, « elle n'a jamais redressé personne. » Elle se fait, dit-il, la tête en bas quand l'incurvation est rapprochée de la tête, les pieds en bas quand la lésion est éloignée du cou. »

Pour cet auteur, les déviations du rachis sont de deux

ordres, en arrière et en avant ; celles-ci sont les plus gra-
vés, car « dans ces cas la réduction n'est pas possible ni
par la succussion, ni par tout autre moyen ; il ne resterait
qu'à ouvrir le corps du blessé, enfoncer la main dans le
ventre, et repousser la vertèbre d'avant en arrière; cela se
peut sur un mort et non sur un vivant. »

Dans le cas de déviation en arrière, il conseille l'extension, la contrextension et la pression directe, et pour rem-
plir ces indications il se sert d'un maillet sur lequel on
couche le malade, et au bout duquel sont deux pilons de
bois auxquels on attache des liens qui font l'extension, tandis que la contrextension s'opère sur la poitrine et les
lombes. Alors « le médecin avec un aide vigoureux et non
sans instruction placera sur la gibbosité la paume d'une de
ses mains et mettant l'autre par dessus, il exercera une
pression qu'il aura soin selon la disposition des parties de
diriger soit directement en bas, soit vers les hanches. Ce
mode de pression est le plus inoffensif; inoffensive aussi
est la pression que l'on exerce en s'asseyant sur la gibbosité en même temps que le malade est soumis à l'extension,
et en se soulevant pour donner de l'impulsion. Rien non
plus n'empêche d'appuyer le pied sur la gibbosité et de
donner une impulsion modérée. Toutefois la plus puissante des pressions est celle que l'on fait avec un levier
dont l'extrémité est enfoncée dans une entaille faite à la
muraille au-dessus du niveau de l'échine du blessé. » Hippocrate revient souvent sur ce traitement qu'il préfère au
mode d'extension pratiquée sur les membres inférieurs, la
tête ou le cou.

*N'y a-t-il pas lieu, en faisant abstraction de tout ce
qu'il y a de naïf et de barbare dans les procédés hippo-
cratiques, de faire de sérieuses réflexions sur ces pressions
indiquées par le père de la médecine, et de curieux rappro-
chements à opérer avec d'autres redressements modernes
appelés à jouer un grand rôle dans la thérapeutique des
déviations de la colonne?*

Oribase (350 ans av. J.-Ch.) modifie l'appareil d'Hippo-

crate en ne plaçant pas l'extrémité du levier dans la muraille mais dans un ∩ en fer dont les dimensions sont
modifiées avec la hauteur de la courbure.

Celse (52 ans av. J.-C.) n'approuve nullement cette conduite, pour lui la réduction ne doit être réservée qu'aux
luxations incomplètes; dans les autres cas un simple bandage suffit.

A. Paré (1507-1590) sépare les fractures des luxations.
Dans le premier cas « la circonférence des vertèbres, dit-il
est rompue, contuse, et enfoncée en dedans, qui fait que
les membranes qui couvrent la moelle spinale, ou elle-même
estant ainsi pressée, causent plusieurs accidents, et peut-
on présager estre incurable, et après l'avoir prédit aux
parents, amis et assistants, il se faut enhardir s'il est possible à faire incision pour oster esquilles ou éclats qui sont
enfoncés et comprennent la moelle et les nerfs et s'il n'est
possible faut appliquer remèdes qui cèdent la douleur et
prohibent l'inflammation et réduisent les parties fracturées
en leur lieu les y faisant tenir par les moyens que dirons
en la luxation de l'Épine. » Il y a là une indication des plus
nette de la *laminectomie*, les conseils donnés sont sages et
portent l'empreinte d'un jugement sain mis au service
d'une observation clinique excellente. Il est possible que
comme le veut Malgaigne, Paré ait consulté à ce sujet la
chirurgie française de Delachamp, ch. 080, de la traduction
de Paul d'Égine, je ne puis ni confirmer, ni contredire le
fait, mais je n'en retiendrai pas moins la netteté de l'indication opératoire.

Dans les vertèbres que Paré appelle gibbeuses, c'est-à-
dire luxées à la partie extérieure (toujours cette erreur de
croire à luxation, erreur à laquelle même les meilleurs
esprits ne peuvent échapper à cette époque), « il fait
situer le malade sur une table, le mettant sur le ventre, et le fait estendre au long d'icelle et le lier com-
modément par dessous les aisselles et au-dessus des
hanches avec la tierce partie d'une nappe. Pareillement
lui faudra lier les cuisses et les pieds, puis sera tiré

en haut et en bas et estendu le plus qu'on pourra, sans toutefois grande violence, car, où telle extension ne se ferait, il serait impossible de réduire ou remettre la vertèbre luxée à cause des apophyses qui sont reçues et recouvrent pour s'entre-tenir les unes les autres. Après l'extension, doucement faite, le chirurgien poussera doucement de ses mains au-dedans la vertèbre qui fera éminence, et si on la peut réduire de cette manière, il faut envelopper avec du linge deux bâtons de grosseur du doigt et de longueur de quatre plus ou moins et les appliquer aux costés des vertèbres luxées et presser seulement sur icelles pour les jeter dedans leur apophyse articulaire. »

Malgaigne estime que la priorité de ce procédé appartient à Paré, mais que ce chirurgien n'a jamais eu à réduire de luxation, et que son manuel opératoire a été destiné à des fractures, étant donné la fréquence incomparablement plus grande de celles-ci.

L'attention d'A. Paré a été aussi portée sur la nécessité de maintenir la réduction. « Après celle-ci, dit-il, il faut lier et presser la partie, et y mettre des attelles en platines de plomb accommodées à ce faire : lesquelles seront bien appropriées qu'elles ne pressent pas sur l'areste des spondyles mais seulement aux côtés ; aussi faut-il faire situer le malade sur le dos et y tenir longuement les attelles de peur qu'il ne fasse réitération de luxation. »

En somme, tout ceci est de la bonne observation clinique et il n'y a que le mot de luxation à remplacer par celui de fracture pour établir une sage ligne de conduite.

Louis Merçatus ou Mercatus (1530) emploie le procédé d'Hippocrate modifié dans la disposition du levier. Jean Puillet (Ulm), dans son *Armentarium chirurgicum*, parle d'un appareil analogue.

Elle Col de Vilars et Poissonier (cours de chirurgie, 1749) décrivent un procédé de réduction bizarre. « Si le déplacement est des deux côtés, on fait coucher le malade en avant sur un corps convexe (tonneau, chaudron), garni d'un drap plié en plusieurs doubles, et l'on fait

appuyer fortement sur les épaules et les fesses. Par ce
moyen on augmente la courbure de l'épine, ce qui fait en
même temps l'extension et la contre-extension. Quand le
chirurgien la croit suffisante, il tâche de faire la réduction
en pressant sur la vertèbre inférieure pour en faire passer
les apophyses obliques ascendantes par dessus les des-
cendantes de la vertèbre supérieure, ce qui s'obtient en
relevant le corps du malade. »

Les auteurs de cette époque ajoutent des corsets et des
croix pour soutenir l'épine et maintenir la réduction ;
c'était le temps où la réduction et la contention étaient
encore accréditées mais non pas incontestées.

Duverney, en 1751, attend tout de la nature qu'il aide par
une diète sévère, de l'eau pure et fraîche, des saignées et
des sangsues.

Louis (1774) est éclectique ; par ses observations et
celles de Dupuis, Bredlius, il arrive à prouver que les luxations vertébrales sont très discutables, et il en conclue qu'il
est imprudent de chercher à réduire une luxation qui
n'existe pas. D'autre part, il autorise l'enlèvement des
esquilles et des fragments comprimant la moelle, il fait
l'ébauche de la trépanation qui reste longtemps accréditée
auprès des chirurgiens de la dernière moitié du xviii
siècle.

H. Bell (1798) recommande la coaptation avec les doigts.
Quand une des parties externes est détachée, il la retient
en place jusqu'à ce qu'elle soit réunie au reste de l'os au
moyen de la serviette nouée en scapulaire et des compres-
ses convenablement disposées en faisant tenir le malade
dans la même position aussi longtemps que possible. Mais
il croit qu'il ne convient pas de dénuder une vertèbre pour
en réduire les portions dérangées.

Desault conseille la réduction, mais il resta sans écho
parmi ses contemporains et fut injustement oublié par ses
successeurs. Boyer se contente de la combattre en s'appuyant sur les accidents produits par les fractures du
rachis, et en évoquant la crainte que des tentatives de

réduction n'amènent ces accidents qui auraient pu sans cela ne pas se produire (1831).

Brodie (1835) conseille de réduire surtout pour les fractures de la partie inférieure; il cite un cas où il réussit à amener aussi la guérison dans une rupture des 3e et 4e lombaires.

Astley Cooper déclare la réduction impossible à obtenir et à maintenir; c'est l'opinion de J.-L. Petit. Dupuytren, en 1839, ne parle que de mettre les oreillers sous le dos, au niveau de la lésion. Roche et Lenoir (*Nouveaux Élém* de *path. méd. et chir.* 1844) rejettent la réduction, parce que les manœuvres augmenteraient la compression de la moelle et exposeraient à la dilacération par des esquilles; elles ne serviraient qu'à irriter, déchirer ou enflammer les enveloppes, les vaisseaux qui s'y rendent et produiraient un épanchement mortel. Ils conseillaient de coucher le malade sur le ventre, comme l'avait avant eux recommandé Samson.

Nélaton, en 1844, admettant la cause directe dans l'étiologie des fractures du rachis, rejette pour cette raison toute tentative de réduction qu'il considère comme dangereuse et pouvant enfoncer les esquilles plus profondément.

Tusau, en 1844, relate l'observation d'une fracture compliquée de luxation où la réduction amena le retour de la sensibilité et du mouvement.

Bonnet, en 1845, trouve que le premier soin doit être de ramener dans leur direction normale les parties qui peuvent s'en trouver écartées, mais il faut, dit-il, le faire avec les ménagements nécessités par la moelle, puis maintenir le tronc dans l'immobilité par une gouttière.

En 1846 s'élève, à la Société de Chirurgie, une discussion entre Malgaigne, Lenoir et Vidal; tous rejettent la réduction qu'ils trouvent dangereuse, et Malgaigne ajoute qu'il n'a jamais pu réussir à maintenir les fragments; Maisonneuve, au contraire, est un défenseur de la réduction et soutient que tous ses adversaires parlent de ses

dangers et qu'aucun ne peut en donner une preuve accep-
table.

A cet argument Deguise répond que si l'on n'a pas d'observation à citer à l'appui du danger de la réduction, c'est
que les essais sont trop graves pour être tentés; il cite
cependant deux cas fort discutables où la réduction de la
7ᵉ cervicale aurait amené la mort.

Nous venons de voir quelle était à cette époque l'opinion
de Malgaigne; elle avait évidemment changé en 1849,
quand il publia son traité des fractures et luxations; par
un jugement plus sain de la question, il reconnaît que le
danger est dans l'inaction qui condamne le malade sans
rien tenter pour le guérir ni même pour le soulager, dès
lors la trépanation elle-même doit être tentée dans certains
cas, et dans d'autres il faut chercher à obtenir la réduction
qu'il essaie de réaliser au moyen de l'extension.

Dans sa thèse de concours (1848), Laugier la conserve
comme traitement ultime à employer dans les cas très
menaçants, mais ce n'est pour lui qu'un moyen sur lequel
il ne fonde aucun espoir, car, dit-il, « elle s'est montrée
inutile par les autopsies ».

J. Roux (1849), comme Malgaigne, trouve l'abstention
déplorable; il cite un cas personnel où il obtint la réduction et propose pour la maintenir l'emploi d'une tige in-
flexible avec appui aux aisselles et aux hanches.

Les auteurs du Compendium préconisent l'immobilisation pour les cas ordinaires, l'extension et la contre-extension quand il y a déplacement et paraplégie. Schweing
(thèse 1852) rappelle que les médecins, en Afrique, font
marcher sur le dos du patient ou même pilonner les parties déformées. Vidal (1855) trouve que la réduction est
dangereuse et expose la moelle. Rodez (thèse 1861, Paris)
recommande dans les fractures sans déplacement le décubitus dorsal; dans le cas contraire, il ne se prononce pas.

Chedevergne accepte la réduction et s'élève contre la
crainte de voir le déplacement se reproduire, il croit que cet
accident ne fait courir aucun danger au malade; Letenier

(1873) cite dans sa thèse dix cas de réduction sans accident; Legouest (1874) n'y voit aucun inconvénient, mais il trouve qu'il vaut mieux l'opérer immédiatement que d'une façon graduelle. Clouet, en 1878, décrit un nouveau procédé d'immobilisation; Gras cherche à obtenir la réduction par la position du blessé. Il dispose un amas de coussins en plan incliné dont l'angle correspond au siège présumé de la fracture, le tronc est en déflexion forcée, les fesses touchent à peine le plan du lit; au-dessous du tout on glisse une plaque capitonnée lombo-dorsale, et on soulève : le blessé ne repose plus que par les fesses et les épaules. Cet appareil provisoire peut être rendu définitif par un bandage ouaté silicaté formant une véritable gouttière.

Dans son traité clinique des maladies de la moelle (1879), Leyden conseille l'emploi de la réduction, bien que dans les régions supérieures surtout elle n'ait pas jusqu'ici donné de brillants résultats. A cette époque Langenbeck d'abord, puis Kœnig et Küster eurent l'idée d'appliquer la méthode de Sayre aux fractures, Carafi se rallia au corset plâtré employé après réduction ou, si celle-ci n'a pas été obtenue, à l'extension continue. C'est aussi l'opinion de Lherbier. Follin et Duplay rejettent la réduction qu'ils trouvent inutile et dangereuse; Terrier l'admet, sauf à la région cervicale; Kirmisson préfère la réduction brusque au procédé lent; Hamilton avoue qu'il n'a jamais observé d'aggravation dans les cas de réduction, mais le peu de chances que l'on a de maintenir les fragments dans le cas où l'on est parvenu à réduire, et les douleurs que provoquent ces tentatives, la lui font déconseiller.

Poulet et Bousquet conseillent la réduction, dans les cas où il y a disjonction avec troubles graves. Lannelongue (D' Jaccoud, article vertèbre, 1886), devant l'obscurité du diagnostic, l'incertitude de la disposition anatomique, l'impossibilité de maintenir la fracture, proscrit, en thèse générale, les tentatives de réduction, surtout dans la région cervicale, et préconise la gouttière de Bonnet. Kirmisson (Tté Chirurgie), dit qu'il est très difficile de formuler le trai-

tement applicable aux fractures du rachis, qu'il n'y a rien
de bien établi; quand à lui, il emploie la gouttière de
Bonnet et préfère la réduction brusque, trouvant le corset
impropre à la réduction, bien que favorable à la contention.

*De la réduction.* — Les documents historiques nous
éclairent largement sur les objections que l'on a faites à la
réduction et avant de poser les conclusions que je crois
rationnelles sur le traitement des fractures du rachis, je
vais avec Ménard résumer ces objections.

*Objections à la réduction :*

*a.* — On ne connaît pas les lésions auxquelles on veut
remédier ; c'est l'argument de Tillaux qui juge inutile la
trépanation et toute tentative de réduction parce qu'on
agit trop en aveugle.

*b.* — La réduction est inutile.

*c.* — Elle est dangereuse.

*d.* — Impossible à obtenir.

*e.* — Impossible à maintenir.

La première objection est combattue par la connaissance actuellement exacte du mécanisme des fractures
vertébrales, et surtout par la possibilité de l'examen des
lésions au moyen des rayons de Rœntgen ; il subsistera
certainement toujours un doute sur l'état de la moelle,
mais cela n'empêche pas de connaître l'existence d'un
rétrécissement du canal rachidien qu'il faut faire cesser.
Or, dans des cas très légers, on peut espérer parfois une
guérison par le redressement, dans des cas plus sérieux il
est impossible de se ranger à l'avis de Ménard et je crois
que toute fracture de la colonne présentant des troubles
accentués du côté du système nerveux est justiciable de
l'intervention sanglante.

On dit la réduction inutile ; cela est exact dans les cas
où la moelle est détruite, dans ceux où il y a compression
ou dilacération marquée, mais quand il y a une légère dé-

formation, on peut espérer que le redressement permettra la récupération de l'intégrité du système nerveux. En
tous cas, on ne peut pour prouver l'utilité de ce genre de
traitement se baser sur les statistiques qui portent sur des
cas trop disparates; mais sa valeur est indiscutable en présence de cas où l'on voit une amélioration instantanée se
produire, la paralysie et les douleurs disparaître, la sensibilité revenir.

Une objection plus sérieuse est celle-ci : « En voulant
faire disparaître une compression on courrait le risque de
produire de la contusion ou de la déchirure de la moelle
par des esquilles irrégulières qui seraient repoussées dans
le canal médullaire ». Malgaigne qui d'abord l'avait admise
dit dans son traité « l'objection tirée de l'impossibilité
est déjà démentie par les faits ; celle tirée du danger est
plus frivole; le danger est dans votre inaction et trop grand
pour qu'on ait à craindre de l'augmenter »; il faut remarquer
dit Dubar (de Lille) que le rétablissement du canal sera toujours possible à cause des insertions musculaires puissantes
qui pendant la réduction empêchent les apophyses même
séparées de la vertèbre, de pénétrer dans le canal médullaire (*Bulletin médical*, novembre 1874). Chedevergne et
Ménard ont prouvé expérimentalement que dans la réduction le canal devient libre et que si la moelle n'avait pas
été fortement déchirée au moment du traumatisme, elle
aurait été dans d'excellentes conditions pour se réparer.
Deguise et Hamilton ne trouvent dans la littérature médi-
cale aucun fait confirmant ces accidents.

La dernière objection est l'impossibilité d'obtenir et de
maintenir la réduction. En examinant les faits, on voit
cependant que dans la plupart de ces tentatives la déformation a été sinon totalement effacée, du moins considéra-
blement diminuée. Le plus souvent la guérison s'est maintenue, et si quelquefois la déformation a reparu c'est dans
une faible mesure. Il n'y a en outre qu'à se souvenir dans
un autre ordre d'idées des beaux succès de Calot pour
comprendre que cette objection n'a aucune portée.

Il est cependant des cas rebelles, tels que celui communiqué par Guermonprez à la Société de chirurgie 1882 dans lequel à chaque extension le blessé voyant diminuer ses douleurs atroces, recouvrait la sensibilité et une partie des mouvements se disait « en Paradis » et dès que l'on cessait était repris par les phénomènes douloureux. C'est là une exception et ce ne peut être une raison pour renoncer au bénéfice de la réduction.

Il y a donc lieu de chercher à réduire. Les partisans de cette méthode se basant sur la symptomatologie établissent dans la fracture du rachis trois degrés principaux :

1° Il y a déformation considérable avec paralysie complète ;

2° La déformation est peu marquée et s'accompagne de paralysie légère et incomplète ;

3° Il n'a pas de compression et peu de déformation.

Ils concluent que, dans le premier cas, il faut réduire, à moins que l'état général ne soit trop grave et le faire le plus tôt possible dès qu'on aura relevé l'état général car, si on laisse évoluer la compression et l'irritation consécutive de l'axe médullaire, on augmente les mauvaises chances.

La deuxième catégorie comprend des cas moins graves; si la déformation est peu marquée, la paralysie légère et incomplète, il y aura encore une indication bien marquée pour faire cesser les phénomènes nerveux.

Enfin quand il n'y a pas de compression, qu'une déformation légère indique le siège du foyer de la fracture, qu'il n'y a pas de paralysie, mais seulement une parésie légère la réduction (toujours d'après les mêmes auteurs) n'est plus indiquée mais seulement l'immobilisation.

### Infériorité de la réduction comparée à la trépanation

Telles étaient les conclusions de Ménard, de Lherbier, etc. ; telles ne peuvent être les nôtres et nous ne pouvons accepter d'ériger la réduction en méthode exclusive pour

les raisons qui vont suivre. Dans toute fracture du rachis
deux éléments sont à considérer ; l'un le désordre dans
l'appareil osseux ; l'autre les lésions médullaires ; or le
dernier a une importance qui prime de beaucoup celle du
premier et c'est en réalité contre les phénomènes nerveux
qu'il y a lieu d'agir ; reprenant le mot de Malgaigne je
dirai le danger est dans votre inaction si devant des troubles nerveux suffisamment établis vous ne faites pas tout
pour dégager la moelle. Croira-t-on qu'il sera suffisant
dans ce cas de chercher à réduire la déformation ? Il pourrait arriver que oui, mais dans quelles conditions spéciales ? Sera-t-il possible par cette manœuvre de supprimer une esquille dont la pointe dilacère le tissu nerveux ?
Fera-t-on disparaître cet angle osseux qui le comprime ?
Évidemment rien n'est moins sûr et par le procédé aveugle
dont nous venons de parler, on s'expose à redresser un
blessé pour le conduire à la paralysie définitive et incurable. Si le rétrécissement du canal rachidien est bien marqué, les fragments osseux appuyant sur la moelle l'irri-
tent, une lésion se constitue et les accidents qui étaient un
simple arrêt de la fonction deviendront une suppression
de cette fonction par destruction de l'organe après inflammation et ramollissement. La seule chance de diminuer
les conséquences du traumatisme consiste à faire cesser
le plus tôt possible l'action des fragments ; mais pour cela
il faut employer une méthode sûre, car un échec sera irré-
parable, et l'on ne peut se dissimuler le peu de chances
qu'a une réduction d'aboutir. Certainement si l'on n'avait
aucun autre moyen d'action mieux vaudrait se résoudre
encore à le tenter que de laisser le malade exposé par une
inaction complète, au danger qui le menace, mais n'a-t-on
pas pour lui venir en aide mieux qu'un redressement
aveugle incapable d'assurer au canal la récupération des
dimensions nécessaires ? N'y a-t-il pas dans la trépanation,
la laminectomie une ressource autrement puissante ?
N'est-il pas de toute évidence que le procédé qui vous permet de mettre la moelle à nu de faire l'ablation des

esquilles, de supprimer les saillies menaçantes et cela par
une opération qui n'offre pas de dangers plus grands que
la simple réduction est celui auquel il convient de s'adresser ?

Bien plus, si la moelle est détruite, les fragments osseux
continuant à presser sur la plaie médullaire rendront la
myélite plus dangereuse et plus rapide ; et dans ces cas
malheureux, les seuls souvent que la chirurgie, jusqu'ici
timide dans les lésions qui nous occupent, a laissé à toute
propriété au trépan, n'est-ce pas lui qui par la suppression
du corps vulnérant peut offrir quelques chances de salut.

Je n'ai pas parlé encore des fractures rachidiennes sans
lésion de la moelle proprement dites, mais dans lesquelles
on observe des phénomènes paralytiques dus à un épanchement sanguin considérable, si l'on se souvient de
l'évolution de ces hématomes, des graves accidents qu'ils
préparent, on conviendra facilement qu'ils méritent d'attirer l'attention. Que pourra la réduction sur eux ? Rien évidemment tandis que l'ouverture large, l'ablation du caillot,
l'assèchement de la cavité conduiront à une restauration
rapide.

Je ne puis entrer ici dans tous les développements que
comporte la question, je traiterai dans un chapitre spécial
la trépanation et j'en montrerai alors tous les avantages ;
mais je crois qu'il était nécessaire d'établir ce court parallèle avec la réduction pour montrer la supériorité de la
laminectomie sur le redressement.

Mais alors faut-il proscrire entièrement la réduction ? Ce
serait aller trop loin. Cette méthode peut rendre de grands
services, mais dans des cas restreints. Revenant sur
les catégories précédemment établies, je poserai en conclusion que les cas de la première et même de la deuxième
classe ne sont pas justiciables du redressement tandis
qu'au contraire on peut l'employer dans ceux de la troisième, ce qui revient à dire que je ne la conseillerai que
dans des cas où les partisans eux-mêmes de la méthode
l'emploient peu dans ceux où souvent ils se contentent d'un

appareil immobilisant ; tan lis qu'au contraire toutes les fois que la moelle est intéressée c'est à la laminectomie qu'il faut avoir recours.

Bien que, si l'on accepte notre manière de voir, les occasions où l'on aura à faire la réduction soient rares, il convient d'examiner les différents procédés qui ont été tour à tour employés pour y arriver.

*Procédés de réduction.* — On a préconisé successivement les moufles, les machines telles que celles d'Hippocrate, d'Oribase, de Scultet Paré, etc., soit les tractions directement exercées par des aides vigoureux, soit les tractions lentes comme le voulait Malgaigne et, plus récemment, nous avons vu conseiller le plan incliné de Cros, le corset de Sayre. Tous ces appareils se résument en deux grandes classes : la réduction lente et la réduction brusque.

Il faut s'inspirer des circonstances, donner du chloroforme si le malade souffre trop, ou pour éviter le danger que pourraient causer les mouvements trop brusques. Les procédés de Malgaigne, Gay, Wood sont trop lents ; avec des tractions fortes, ils détermineraient des escharres et des ulcérations ; la méthode de Sayre impose des mouvements et des déplacements, elle est moins bénigne que celle des tractions.

Celle-ci est la meilleure en même temps que la plus ancienne Dubar, Guermonprez, Follet puis plus tard Carait et bien d'autres y ont eu recours, mais c'est surtout Parise en France qui l'a remise en honneur. Des aides solides doivent faire effort sur les pieds et les aisselles, pendant que le chirurgien dirige la coaptation ; les tractions sont d'abord douces puis s'accroissent graduellement, mais ne doivent jamais être brusques, saccadées, intermittentes. Au reste, on ne fait jamais ainsi disparaître complètement la saillie vertébrale ; l'apophyse épineuse déplacée reste toujours saillante. Il faut alors que le chirurgien appuie sur le sommet de la déformation de manière à refouler en avant l'apophyse épineuse entraînant avec elle le fragment inférieur de la vertèbre repoussée en arrière. Si les aides se fatiguent, il faut s'arrêter, puis reprendre ; généralement on arrive après deux ou trois séances et on sent fort bien les progrès que l'on réalise dans la réduction et la coaptation. Il faut éviter pendant ce temps tout mouvement de torsion sauf s'il y a aussi luxation, alors il faut fléchir la colonne mais très doucement puis faire l'extension.

*Réduction lente.* — Le second procédé de réduction dont nous avons parlé, et qui serait applicable dans des cas plus bénins est celui des tractions continues prôné par Malgaigne et Wood ; c'est lui qui, dans un cas de fracture de la colonne cervicale, m'a donné un succès remarquable (André, th. 1891). Carafi qui l'a parfois employé énonce en principe qu'il faut arrêter les tractions dès que la réduction paraît obtenue, afin d'éviter les escharres causées par le peu de vitalité des tissus. Le procédé le plus ordinairement employé est de coucher le malade horizontalement et de placer la traction dans le même plan, mais cette disposition est subordonnée à la forme de la déviation et parfois il faut, au contraire, élever les membres inférieurs ; d'autres fois, c'est la tête et la partie supérieure du tronc qui dépassera en hauteur l'extrémité inférieure. La traction est exercée soit par un lien élastique, soit par des poids de plus en plus lourds allant jusqu'à 10 ou 12 kilogs attachés à l'extrémité d'une corde qui glisse dans une poulie de réflexion placée à la partie inférieure du lit.

*Méthode de Sayre.* — Quant à la réduction par le procédé de Sayre elle est trop dangereuse pour qu'on puisse la conseiller. Cette méthode c'est-à-dire la réduction par la suspension cervico-axillaire et l'immobilisation des fragments par un corset plâtré fut employée en 1812 par Langenbeck, en 1870 par Coskery et Koënig ; Wagner fut moins heureux, son malade eut après l'application de l'appareil de la paralysie de la vessie ; aussi conseille-t-il de ne placer le corset que quinze jours après la réduction. A la Société clinique de Londres 1881 un cas heureux fut rapporté par Berkeley Hill; Burrel en 1837 réunit une statistique de seize cas dont dix heureux; quelques succès sont rapportés par Kuster 1881 par Reynier (thèse de Berne 1885).

L'emploi rationnel de cette méthode pourrait, d'après les promoteurs, rendre de grands services, Papail qui, dans sa thèse, en a fait l'apologie, recommande avec Wagner et d'autres d'attendre un certain temps pour l'application de l'appareil. Nous nous occuperons plus loin du corset en lui-même, c'est-à-dire de l'appareil de contention, et nous n'examinerons pour le moment que la réduction; celle-ci, on le sait, s'opère dans cette méthode par la suspension; elle exige, par conséquent, l'emploi de mouvements et de déplacements plus considérables que la réduction précédemment exposée et partant plus dangereuse.

C'est là un des principaux inconvénients de la suspension dans l'attitude verticale. Le danger est tel que Forgue et Reclus (traité thérapeutique chirurgicale) disent : « Dans les fractures portant sur le segment cervical personne n'osera suspendre le blessé par la tête ». Aussi Dandridge a-t-il modifié la pratique de Sayre en plaçant son malade dans le décubitus dorsal le corps soutenu par une pièce de mousseline qui sera plus tard employée dans l'appareil et en opérant dans cette position les tractions nécessaires.

*Appareils de Contention ; — Gouttière de Bonnet.* — La transition, entre les appareils de réductions et ceux destinés à assurer l'immobilisation, est représentée par la gouttière de Bonnet qui appartient à ces deux catégories. Je n'en ferai point ici la description; elle est trop connue pour que cela soit nécessaire, je me contenterai de rappeler qu'elle assure la réduction, 1° par sa disposition elle-même car le blessé dans un décubitus dorsal parfait, le tronc et les membres inférieurs bien immobilisés se trouve dans les meilleures conditions pour une réduction lente spontanée; 2° par la faculté que donne sa construction pour pratiquer de l'extension continue sur les membres inférieurs en même temps que la contrextension peut être facilement réalisée

au moyen d'une élévation de l'extrémité inférieure du plan
du lit sur lequel elle repose. Je n'insisterai pas non plus
sur les avantages qu'elle présente pour le maniement sans
douleur du blessé, sur la facilité qu'elle donne pour éviter
de le voir souillé par les déjections et pour lutter contre
a production des escharres.

On lui a reproché de n'être possible que dans les grands
hôpitaux, à cause de son prix élevé et surtout de présenter
des courbures et des saillies qui ne sont pas toujours en
rapport avec la taille du blessé. Ces objections faisaient
conseiller à Bonnet de la choisir en rapport avec la taille
du malade et de la garnir de coton et de linge pour éviter
l'irritation de la peau.

En tous cas c'est un excellent appareil après l'accident et
même après la réduction, car elle permet de continuer les
tractions et de manœuvrer facilement les malades. C'est
l'instrument de choix dans de légers accidents, quand des
mouvements intempestifs pourraient compromettre la guérison ; il faut la conserver pendant un, deux, et même trois
mois, sauf dans le cas de lésions extrêmement bénignes
qui ne sont que de très heureuses mais très rares exceptions.

Quand on ne dispose pas de la gouttière de Bonnet, on
a conseillé différents procédés pour maintenir la fracture
en bonne position ; je ne cite que pour mémoire le repos
horizontal sur une planche recouverte d'un matelas, la tête
un peu élevée, le tronc dans l'extension ; on a aussi placé
le malade sur le ventre un peu fléchi par un coussin, position fatiguante, presque impossible à garder et augmentant la déviation des fragments ; il convient de la rejeter et
de conserver seulement le décubitus dorsal comme pis aller
en cas d'urgence ; en cas de formation d'escharre par la
pression sur le matelas, on a le matelas d'eau et pour sou-
lever le blessé on peut se servir d'un appareil de Hoopler,
décrit par Poinsot.

*Appareil de Sayre.* — Un des meilleurs appareils de contention que l'on puisse employer après la réduction, est le

corset de Sayre, appareil plâtré puissant qui se moule exactement sur la forme du corps et le maintient dans une immobilisation satisfaisante. Nous avons vu qu'il a donné un certain nombre de succès ; il a aussi certains inconvénients : d'être mal supporté, d'être parfois d'une application difficile à cause de l'hyperesthésie de certains points.

Il est en outre, peu aisé d'obtenir une immobilité complète pendant la solidification du plâtre ; de plus, comme on ne renouvelle pas l'appareil, il y a abolition des fonctions de la peau pendant toute la durée de son application. Enfin une dernière objection est tirée de la gêne respiratoire qu'il occasionne quand il est suffisamment serré, ce qui est presqu'inévitable, car dans le cas où il serait assez lâche pour permettre les libres mouvements du thorax, il n'assurerait plus le maintien des fragments.

Malgré ces critiques dont plusieurs sont assez sérieuses, l'appareil de Sayre en le modifiant légèrement comme le fit Papail, a une supériorité incontestable sur les autres appareils inamovibles dextrinés ou silicatés ; ces derniers sont insuffisants et ne peuvent empêcher des mouvements même limités du tronc, car par le tassement du coton qui sert à les rembourrer, il se produit un vide au bout de quelques jours et les déformations consécutives qui ne sont nullement gênées pour se produire se trouvent masquées par l'appareil, elles seront irrémédiablement établies au moment de l'ablation du silicate.

Nous avons exposé précédemment les inflexions et déformations secondaires, et nous avons montré que même après la guérison des fractures vertébrales, il faut, si l'on ne veut perdre le bénéfice des améliorations acquises, employer un tuteur qui s'oppose à la production de la déformation. L'appareil de Guermonprez, qui est une modification de celui de Bonnet et auquel Ménard et d'Herbier donnent leur approbation, paraît devoir être conseillé ; il comprend une ceinture pelvienne avec une charnière en avant et une coulisse en arrière, des goussets appuyés sur les crêtes iliaques, sur ces goussets sont deux tuteurs la'é-

raux placés dans la ligne axillaire et surmontés de deux
croissants embrassant les aisselles ; en avant de ceux-ci il
y a deux bretelles se croisant derrière le dos ; cet appareil
se prête mieux qu'un appareil plâtré au fonctionnement de
la peau et de la respiration et il a à son actif des succès
signalés par Ménard et Lherbier.

*Traitement des complications des fractures du rachis.*—
Telles sont les principales indications que l'on peut donner
sur les procédés d'extension et de contention des fractures
vertébrales, mais nous le répétons, ce n'est pas par eux
que l'on peut lutter contre les désordres d'origine médullaire ; pour les cas où il y a des troubles importants, d'in-
nervation il convient de s'adresser à une méthode plus
rationnelle et qui permette de s'attaquer directement à la
cause première, à l'agent vulnérant lui-même ; c'est-à-dire
à la *laminectomie* ; l'importance du sujet me paraît mériter
d'en faire une étude spéciale qui sera l'objet du chapitre
suivant, mais auparavant, je dirai quelques mots du traitement des complications des fractures vertébrales dont
nous avons signalé l'importance.

Le cathétérisme doit être pratiqué, même si le malade
a pu uriner, car il faut craindre dans ce cas la mixtion
partielle par regorgement ; il suffit de le pratiquer matin
et soir, car plus fréquent, il amènerait de la cystite et de
l'uréthrite ; il faut éviter soigneusement de se servir de
sondes rigides et de sondes à demeure. Il va sans dire que
le cathétérisme sera fait aussi aseptiquement que possible, et qu'il sera suivi d'un lavage boriqué pour éviter la
transformation ammoniacale des urines ; il y aura en outre
avantage à instituer un traitement interne (thérébentine,
copahu, salol).

La paralysie intestinale sera combattue par les lavements, les purgatifs, mais il ne faut pas dans cet ordre
d'idées se hâter, les drastiques augmentent l'irritation
nerveuse, la prostration, et provoquent les vomissements.
Par contre, il serait dangereux d'attendre plus de quatre à
cinq jours ; si au bout de ce temps il n'y a pas eu de selle,

on aura recours aux laxatifs légers et aux lavements simples.

Pour éviter les escharres, il faut assurer la propreté minutieuse du siège, et dans le cas où elles se produiraient leur appliquer un pansement antiseptique protecteur.

Le traitement général autrefois consistait en diète et en saignées ; il comprend actuellement ce qui est beaucoup plus rationnel tous les moyens capables de relever les forces des malades, d'exciter leur appétit et d'améliorer leur nutrition. Les émissions sanguines doivent être proscrites sauf dans des cas très rares où elles peuvent rendre quelques services en les appliquant sur le siège même de la fracture. Les aliments doivent être choisis avec soin parmi ceux qui laissent peu de résidu à cause de la paralysie intestinale.

Dans les deux mois nécessaires à la formation du cal, si la paralysie persiste, on usera des courants continus puis intermittents faibles pour éviter les secousses. Plus tard on donnera des bains sulfureux, et fera si cela paraît indiqué des applications larges de pointes de feu.

Enfin quand l'amélioration semble s'annoncer on aura recours aux excitants médullaires : belladone, strychnine, etc.

# CHAPITRE X

## De l'Intervention sanglante dans le traitement des Fractures du Rachis

L'intervention chirurgicale constitue l    itement rationnel des fractures avec altérations médullaires.

1° **Intervention pour les fractures de l'arc   rtébral**: Son histoire. —
Elle est acceptée sans contestation par les   hirurgiens modernes.

2° **Intervention dans les fractures du corps**: Historique. — Congrès
de chirurgie 1891. — Causes des insuccès. — Conduite à tenir pour
pratiquer une intervention complète.— Époque à laquelle il convient
d'opérer. (Chipault). — Utilité de la conservation du périoste des
lames et des apophyses épineuses.

3° **Laminectomie pour fractures anciennes.**

Les méthodes de traitement que nous avons envisagées
jusqu'ici ont parfois donné des succès, mais dans des cas ne
présentant pas de symptômes médullaires sérieux, sauf
quelques exceptions comme les guérisons obtenues par Langenbeck, König, Küster, Panse, Durrell et Cockery, et qu'il
est difficile de faire entrer en ligne de compte dans le juge
ment porté sur une méthode générale. Mais la fracture de
rachis s'accompagne souvent de lésions nerveuses, compression et contusion de la moelle, dilacérations et écrasement des paires rachidiennes, et dans de pareils cas il
serait illusoire de compter sur le bon résultat de la réduction simple, procédé aveugle ordinairement infidèle, et ne
pouvant supporter la comparaison avec l'inspection du
foyer de fracture au moyen de la laminectomie, suivie de
l'ablation consécutive des agents de compression et de
dilacération de la moelle. C'est là, on peut le dire, quelque
hardie que puisse paraître cette affirmation en présence
du petit nombre de succès jusqu'ici obtenus, qu'est la seule
ressource que l'on puisse avoir dans le cas d'altérations

médullaires, et c'est par l'intervention seule qu'on pourra lutter dans les cas graves où se manifestent des symptômes de paralysie qui, constituent toujours un danger sérieux pour le présent et pour l'avenir. Je crois, du reste, qu'une fois que la pratique de la laminectomie aura pris définitivement la place qui lui revient dans le traitement des fractures du rachis, elle aura à son actif des succès de plus en plus nombreux, car, à l'heure actuelle, c'est parce qu'elle a été réservée aux cas les plus mauvais, à ceux dans lesquels la moelle avait subi des broiements, des dilacérations extrêmement étendus, qu'elle n'a pu rendre à cet organe l'intégrité nécessaire à la cessation des phénomènes d'anesthésie et de paralysie que l'on cherche à combattre.

Les éléments de cette question sont complexes, et pour y apporter une plus grande clarté, il convient de les étudier isolément ; nous examinerons donc tour à tour :

1° L'intervention dans les fractures de l'arc vertébral ;

2° L'intervention dans celles du corps, plus difficile à réglementer et à exécuter ;

3° L'intervention tardive.

1° *Intervention pour fractures de l'arc vertébral.* — Depuis longtemps déjà les chirurgiens ont préconisé l'intervention sanglante pour parer aux accidents qui résultent des fractures de l'arc vertébral postérieur ; nous avons vu quelle était sur ce point l'opinion d'Ambroise Paré (p. 80) et combien est nette pour lui l'indication de l'intervention. Paul d'Egine et Fabrice de Hilden avaient également proposé de faire une incision pour extraire ou relever le fragment que l'on suppose enfoncé dans le canal vertébral. C'est aussi la pratique de Louis dans les fractures compliquées de plaie.

H. Bell (1798) expose ses opinions de la manière suivante : « Quand, dit-il, à la suite d'un coup porté sur une ou plusieurs vertèbres, la moelle est comprimée, et que l'on juge que la compression est l'effet d'une fracture ou de l'enfoncement d'une portion de l'os ; comme l'expérience apprend que la mort est inévitable si on ne détruit pas la cause de la compression, il vaut certainement mieux tenter de relever l'os que d'abandonner le malade à une mort certaine. » Bell compare dans ce cas l'esquille à une balle enclavée dans la moelle qui, dès lors, comporte les mêmes indications opératoires.

Delpech, au contraire, reprenant les idées de Louis sur la réduction, en conclue à la condamnation de la trépanation. Pour lui, même lorsque les fractures du corps ou des lames sont reconnues, on ne peut entreprendre leur réduction, le moindre mouvement était un danger pour la moelle. L'application du trépan sur les lames postérieures voisines des lames fracturées serait difficile et n'offrirait ni sûreté, ni avantage (Traité des maladies chirurgicales, 1806).

Tel était aussi l'avis de Samuel Cooper, tandis qu'Asley Cooper était partisan de la laminectomie.

Malgaigne était si convaincu du danger de l'inaction dans les fractures du rachis, qu'après avoir posé en principe l'indication de la réduction pour les cas ordinaires, il s'exprime ainsi au sujet de celles de l'arc postérieur : « S'il y a fracture bilatérale de l'arc postérieur, il faut chercher à tirer au dehors l'apophyse épineuse, sinon la saisir à travers les téguments avec de fortes pinces, et employer au besoin le procédé de Fabrice de Hilden, mettre à nu les faces latérales et y appliquer de fortes tenettes ; et si le déplacement tendait à se reproduire, retenir l'épine en arrière en l'étreignant dans une ligature à une attelle dorsale suffisamment écartée des téguments. » Il est curieux de retrouver, reprise par Malgaigne, une opinion formulée au xvi° siècle et qui fut remise en honneur en 1891 (Hodru de Galveston (Texas). Suture par les fils métalliques). Au reste, nous le disons ici en passant, Malgaigne ne bornait pas l'action du chirurgien aux fractures de l'arc postérieur, il conseillait d'intervenir aussi dans celles du corps.

Jules Roux tout en déplorant les résultats du système d'abstention est peu favorable à la laminectomie qu'au contraire Bodey (1861) conseille. Chedevergne la rejette en opposition pour cela avec les conclusions de Felizet (1865). A l'heure actuelle la laminectomie a conquis définitivement le rang qui lui est dû pour les fractures de l'arc vertébral postérieur, se rangeant à l'opinion de Tillaux, de Félizet, de Chipault, les chirurgiens sans aucune opposition admettent comme règle de conduite l'incision, l'ablation délicatement faite des esquilles suivie d'une toilette complète de la région traumatisée : c'est la seule intervention qui puisse amener des résultats heureux comme celui obtenu par Chipault dans un cas d'hémicompression de la moelle par déplacement en arrière d'une esquille formée par la moitié gauche de la XIe dorsale. L'opération eut lieu onze jours après l'accident, l'esquille fut enlevée par fragments après résection de trois arcs vertébraux, le malade guérit fort bien; et nous croyons pouvoir ajouter, tous ceux que l'on traitera ainsi dans des cas analogues guériront parfaitement. C'est ce que démontrent les faits de Pean, Schede, Allingham, Golding Bird, Freemann, Dawbarn et Hammond tous dans la région dorsale. Donc nous concluerons sans crainte d'être contredits : Dans les fractures des arcs vertébraux le seul traitement à suivre est la laminectomie.

2° *Intervention dans les fractures du corps.* — Jusqu'ici la simplicité de la lésion dicte pour ainsi dire la conduite à tenir, mais maintenant nous abordons un problème rendu beaucoup plus complexe par la disposition des fragments et la situation des agents vulnérants. Ce qui est indiscutable pour les fractures de l'arc vertébral, l'est beaucoup moins pour celles du corps et, quelle que soit la tendance personnelle que je puis avoir pour conseiller l'emploi de la trépanation, tant pour les fractures récentes que pour les troubles nerveux consécutifs, je ne puis passer sous silence les attaques qui ont été dirigées contre elle et qui sont fondées sur les insuccès dont je vais faire l'énumération.

La proposition d'intervenir dans les fractures du corps
vertébral n'est pas nouvelle ; d'après Hevin, Vigaroux au
siècle dernier l'avait faite ; Matz (1683) et Heister en 1758
y avaient aussi pensé d'après Carafi. Cline en 1811 prati-
qua la première intervention de ce genre, suivi de près par
Tyrrel, leurs malades succombèrent. John Ashurst en 1867
relève 26 observations sans un seul cas probant de guérison. Malgré les tentatives de Tillaux et Felizet, l'ostracisme
de Chedevergne frappa ce genre d'intervention, parce que,
d'après ce chirurgien, presque toujours la compression se
fait par l'arête tranchante du fragment inférieur du corps.
Pour lui le tiraillement a lieu au foyer de la fracture, parce
que le centre nerveux est fixé de distance en distance par
les ligaments de la pie-mère, et qu'alors l'élongation étant
bornée à un espace très restreint, atteint bien vite les limites de l'élasticité de la moelle. Nous avons fait, en temps
nécessaire, justice de ce qu'il y a d'exagéré dans cette opinion et montré que assez souvent la moelle peut échapper
par sa situation et la disposition des tissus périmédullaires
aux compressions et aux dilacérations. Grâce à la dure-
mère qui l'enveloppe, elle ne sera comprimée que par la
rencontre de l'arc postérieur de la vertèbre sous-jacente
et dans ce cas n'est-il pas indiqué d'aller enlever cet obstacle ?

La tentative faite en 1870 par Lucke, de Strasbourg,
n'amèna aucun résultat ; les opérés de Halsted, de New-
York, et de Puickenston ont succombé ; celui de Morris
n'a pas eu d'amélioration, on ne peut se prononcer sur les
succès de William White et Dawbarn qui ont été publiés
trop tôt.

En 1882, Bœckel déclarait que soit par ses expériences
cadavériques, soit par ses expériences cliniques il était
conduit à dire que l'on peut facilement arriver sur le corps
vertébral et il en concluait qu'il faut avoir recours à la chirurgie dans les traumatismes graves des vertèbres dorsales et lombaires.

Les faits défavorables continuent à se produire ; deux

d'Allingham, un de Dandridge en 1889. Heureusement nous avons à leur opposer un cas où Horsley obtint un soulagement marqué du malade, mais non la guérison de la paralysie motrice dans une fracture des XI⁰ et XII⁰ dorsale, Mac Ewen, puis Lawenstein, de Hambourg, eurent chacun un succès complet pour des ruptures des XII⁰ dorsale et I⁰ lombaire.

*Congrès de chirurgie 1891.* — La question a été mise au point en octobre 1891 au Congrès de chirurgie, par Kirmisson. Après de larges emprunts faits à l'intéressant travail de Chipault sur la chirurgie médullaire, il constate combien les résultats sont peu encourageants ; en dehors des cas dont nous avons déjà parlé, il trouve en effet une observation de Montprofit, d'Angers, pour une fracture dorso-lombaire opérée neuf mois après avec résultat négatif ; il en est de même pour les malades de Tilanus, de Kortewegg, pour celui de Roux, malgré une amélioration passagère, de même aussi pour l'opéré de Théophile Anger et pour ceux de Chipault qui arrive à la statistique suivante 12 guérisons, le double d'amélioration sur plus de 150 cas et sur les 110 restant plus de 80 morts constatées au moment de la publication des faits. Depuis cette époque il y a à relever un cas de Richard Newton (avril 1894) de laminectomie de la deuxième vertèbre lombaire au quinzième jour de l'accident, suivi de mort cinq jour après l'opération; un malade de Riggs opéré huit semaines après l'accident qui avait la moelle désorganisée et ne survécut que quinze heures à l'intervention. Walter Pyle, au contraire, observa dans une trépanation des XII⁰ dorsale 1ʳᵉ et 2⁰ lombaire, la suppression de la douleur, mais aucune amélioration des phénomènes paralytiques ; des quatre cas publiés par Wyeth trois sont sans résultats le quatrième est guéri.

Thomburn (leçons sur la chirurgie rachidienne) n'est pas favorable à l'intervention dans les ruptures du corps vertébral ; sur sept observations nouvelles, il ne relate aucun résultat satisfaisant.

Ce qui pour Kirmisson rend l'intervention stérile, c'est que lorsqu'il y a compression, elle est due aux corps vertébraux eux-mêmes, rendant inutile l'ablation des lames ; quant au conseil d'Urbán et Chipault, à cause de cette remarque même, de s'adresser directement au corps, il trouve qu'il constitue une pratique dangereuse. Nous aurons bientôt occasion de réfuter cette opinion et de démontrer qu'au contraire c'est dans l'intervention sur le corps lui-même que réside le salut de l'opéré.

Au-dessous de la première lombaire la paraplégie est due à une lésion des nerfs de la queue de cheval ; ceux-ci comme tous les nerfs périphériques peuvent se régénérer, d'où l'indication de supprimer l'agent de compression, aussi Jones et Southan ont-ils dans cette région deux cas favorables rapportés par Thomburn. Quant à l'époque de l'intervention, Kirmisson ne peut poser de conclusions formelles, il se borne à rappeler que Lowenstein l'avait fixée à six semaines.

Les fractures compliquées de plaies, celles par armes à feu, imposent l'intervention. Il en est de même des cas où l'examen des symptômes montre l'existence d'une hémorragie abondante.

Dans la même séance du Congrès, Gross de Nancy rapporte trois nouvelles interventions pour fractures du rachis, une par arme à feu dans la colonne cervicale, qui se termina malheureusement, mais sans que le décès soit imputable à l'opération ; les deux autres étaient des laminectomies pour des fractures de la 5e dorsale et de la région lombaire et n'amenèrent aucun résultat.

*La trépanation est le seul traitement rationnel.* — En somme, des faits jusqu'ici publiés, des opérations faites par d'habiles chirurgiens on ne peut établir qu'une statistique des moins favorables à la trépanation, et la conclusion que je vais poser paraîtra en complet désaccord avec ce qui précède: *malgré les insuccès, malgré le peu d'amélioration jusqu'ici obtenu dans les paralysies et l'anesthésie, c'est la laminectomie qui est encore et qui deviendra*

*de plus en plus la méthode de choix dans les fractures*
*de la colonne vertébrale accompagnées de lésions médullai-*
*res*, c'est la seule, en effet, qui permet d'aller tenter l'ablation de l'agent de compression quelle que soit la nature et
la situation de cet agent. Bien entendu on ne pourra nullement espérer par l'opération rendre à une moelle broyée
ses propriétés physiologiques, et c'est parce que l'on a vou-
lu réserver au trépan ces cas malheureux, véritablement
au-dessus des ressources de la chirurgie que la statistique
est aussi sombre. N'est-il pas évident que si au lieu de
malades aussi gravement atteints, on avait employé la laminectomie pour des blessés présentant des lésions moins
importantes, on aurait en beaucoup plus de succès, et ne
tombe-t-il pas sous les sens que pour des cas pareils, on
aurait obtenu des guérisons complètes, autrement satis-
faisantes que les demi-succès dont s'enorgueillisent les
partisans de la réduction ?

*Causes des insuccès antérieurs.* — Mais poussons notre
examen plus loin, et voyons si dans les observations que
nous avons relatées il n'y aurait pas des causes d'insuccès
dont il y aura lieu de tenir à l'avenir un compte sérieux,
pour éviter les échecs. Il en est deux principales à mon
avis, l'une la période à lequelle en général on a opéré,
l'autre la timidité de l'intervention.

Nous avons vu dans la séance du congrès de chirurgie
l'hésitation de Kirmisson à fixer une date pour la trépanation, et celle de six semaines qui est proposée par Thomburn d'après Lowenstein n'est pas combattue. Or, c'est là
une erreur considérable des plus préjudiciables au malade
et à peu près irrévocablement funeste au succès de l'intervention ; c'est contre elle que s'élèvent Heurtaux th.
1890, Hallion et Tuffier. Il n'y a qu'à réfléchir à l'extension que prennent les désordres dans le tissu nerveux, à
la désagrégation qui s'opèrera dans les éléments consti-
tutifs de la moelle, aux phénomènes d'inflammation ou
de sclérose qui s'y déclareront pour comprendre que c'est
opérer trop tard et presque inutilement et cela montre

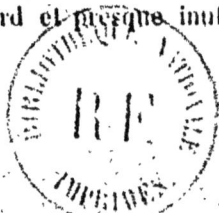

7

qu'il n'y a pas lieu de s'étonner de la persistance de phénomènes paralytiques qui pourtant auraient pu disparaître
quelques jours plus tôt. Il y a à cette expectative une
raison : C'est que l'on espère que les désordres sont en
réalité moins considérables qu'ils ne le paraissent et qu'au
bout de quelques jours il pourra y avoir cessation des
troubles nerveux. Cet argument ne peut tenir devant l'examen des faits ; dans un cas pareil où l'on n'aurait à faire
qu'à de la commotion, de l'extravasation extra ou intra
méningée, l'ablation des lames conduisant dans le foyer
permettrait d'en juger l'étendue, et en tout cas n'aggrave-
rait nullement l'état du blessé. Il est impossible de mettre
en parallèle le traumatisme léger qu'en pareil cas on
ajouterait à celui qui a produit la fracture, avec les graves
conséquences de la compression prolongée de la moelle,
inévitablement causée par l'expectation dans le cas plus
probable d'une lésion plus sérieuse.

Outre qu'elles ont été faites trop tard, les laminectomies
ont été souvent insuffisantes, et ces brèches trop petites,
ces ouvertures trop parcimonieuses n'ont pas permis
d'aller jusqu'à l'origine du mal, jusqu'à cette saillie du
corps que Kirmisson ne conseille pas d'attaquer et qui
pourtant à notre avis doit être le but que le chirurgien
doit viser.

*Conduite à tenir pour pratiquer une opération com-
plète.* — En reprenant soigneusement toutes les opérations malheureuses de trépan pour les fractures vertébrales, on verra facilement que les quatre cinquièmes
sont passibles des objections précédentes et que par conséquent dans l'avenir il y a tout à espérer de cette intervention, à condition de ne lui demander que ce qu'elle peut
donner, et de l'exécuter d'une façon irréprochable. Pour
cela il convient d'établir des règles d'opératoires parfaites
et je ne crois pas pouvoir mieux faire que de les emprunter
à Chipault. Pour faire la laminectomie complète dit-il : « Il
« faut qu'elle s'attaque non seulement à l'élément posté-
« rieur de la compression, mais encore à son élément

« antérieur, l'opérateur doit donc, après réclinaison du
« fourreau méningé, soit tenter de réduire la saillie du
« corps vertébral par des manœuvres prudentes d'extension
» et de contre-extension, de coaptation, les fragments
« étant suivis au doigt et à l'œil, soit, lorsque ces tentati-
« ves ne réussissent pas, abraser l'arête saillante à la
« gouge et au maillet. Le coin osseux qu'il faut supprimer
« est parfois considérable, lorsqu'il est enlevé, le canal
« doit avoir repris son calibre et sa direction normales.
« Ceci fait, si le fourreau méningé ne bat, s'il est bleuâtre,
« distendu, ce qui indique la présence d'un caillot, ou flas-
« que, très diminué de volume, ce qui indique l'existence
« d'adhérences arachnoïdiennes et de graves lésions
« intradurables, on incisera la dure-mère ce qui permettra
« d'enlever les caillots intra-duraux, de sectionner les
« adhérences des racines entre elles ou les adhérences
« méningo-médullaires en plaques, en viroles, de sup-
« primer en somme tout ce qui gêne les oscillations du
« liquide céphalo-rachidien et la circulation médullaire ;
« on pourra même suturer les racines sectionnées soit à
« leur bout central, soit aux racines dépendant d'un seg-
« ment sus-jacent. La seconde condition de succès, c'est
« d'agir de bonne heure ; dans les premiers jours si la
« fracture est au niveau de la moelle, le plus tôt qu'on
« pourra, sans désespérer même avec une lésion ancienne.
« Ainsi faite complètement et de bonne heure, la
« laminectomie a donné des succès remarquables soit
« totaux, soit d'ordinaire partiels, mais toujours fruc-
« tueux, et qui dans les cas où l'intervention a permis
« d'enlever un agent compresseur, un caillot, et où l'amé-
« lioration n'a commencé à évoluer qu'après elle, parais-
« sent devoir sans conteste lui être attribués. »

Il n'y a rien à ajouter à cet excellent aperçu de la conduite chirurgicale à tenir en face d'une fracture du rachis,
je me permettrai seulement de rappeler que dans la première partie de l'opération alors que l'on se fraie un che-

min pour arriver sur la moelle, il y a tout avantage à faire la laminectomie par la méthode sous-périostée.

Il y a dans cette manière de procéder, de grands avantages qui sont d'abord la sécurité absolue pendant le temps de dénudation et d'ablation des arcs postérieurs; la moelle séparée de l'opérateur par l'épaisseur de la couche périostale, ne court aucun risque ; en même temps on est à l'abri de l'hémorragie si souvent gênante sans les interventions rachidiennes.

En second lieu après l'intervention, le fourreau protecteur de la moelle est plus épais, plus résistant quand on le considère immédiatement, et si on l'examine plus tard, par suite des propriétés ostéogéniques de la membrane, que l'irritation physiologique réveille même après l'adolescence il se sera développé une couche ostéofibreuse formant un manchon excellent, très comparable à l'étui osseux primitif. Je n'ai pas d'observations à citer à ce sujet pour les fractures du corps proprement dites, mais j'eus, en 1895, occasion de faire l'ablation de l'arc postérieur de la 12e dorsale pour un enfoncement par choc direct sur l'apophyse, et mon malade qui du reste, a fort bien guéri d'une paralysie complète des membres inférieurs, a à l'heure actuelle une néoformation ostéo-fibreuse aussi solide et le protégeant aussi bien que l'arc osseux que j'ai dû enlever.

*Laminectomie pour fractures anciennes.* — Quelle sera la conduite qu'il conviendra d'observer dans les cas anciens déjà où subsistent des lésions médullaires ? ils sont évidemment beaucoup moins favorables à l'intervention, mais il faut cependant y avoir recours, tel est l'avis de Chipault, tel aussi celui de Tuffier et Hallion (Archives générales de médecine mars 1890).

On peut disent-ils, espérer un certain degré de réparation même lorsqu'il s'agit d'altérations de longue date. La compression médullaire doit jouer bien souvent un certain rôle dans la genèse des troubles nerveux et il ne saurait être indifférent de la supprimer. L'amélioration spontanée qui se produit longtemps après le début des accidents

nerveux ne prouve-t-elle pas que des lésions même anciennes peuvent rétrograder ? Donc le simple raisonnement
permet dans ce cas encore de considérer les tentatives
chirurgicales comme recommandables. Les cas de trépanation tardive de Tuffier sont au nombre de 4 dont un succès et trois insuccès sans accidents, post opératoires: les
résultats ont été nuls pour les fractures des régions cervicale, dorsale ou dorso-lombaire, la tentative heureuse eut
lieu au sacrum.

Si la moelle a été lésée et que la région atteinte soit en-
vahie par le travail cicatriciel on ne peut compter sur le
retour des fonctions et la régénération parfaite des éléments détruits. Doit-on pour cela proscrire la trépanation
tardive ? non, car s'il est interdit de compter sur un résultat parfait, on peut espérer une amélioration de symptômes, ce qui se produisit dans un cas de Macewen et de
Dandridge.

En somme, même dans ces cas les plus mauvais de tous
au point de vue de l'espoir que l'on peut avoir d'un retour ad
integrum, il y a encore lieu d'intervenir et comme le dit
Chipault. « Même avec une lésion ancienne, si la lésion
siège au niveau de la queue de cheval dont les nerfs offrent
ainsi que les nerfs périphériques, une résistance sérieuse
et longue aux agents traumatiques, » l'indication qui résulte des considérations que nous venons d'exposer, est
l'intervention large et pratiquée le plus tôt possible, car
chaque journée d'attente aggrave un pronostic déjà fort
sombre.

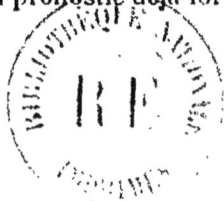

# TABLE DES MATIÈRES

## CHAPITRE VIII — Pronostic

## CHAPITRE IX — Traitement

## CHAPITRE X — Traitement (suite).

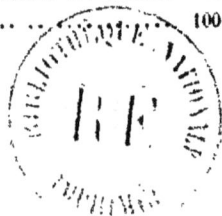

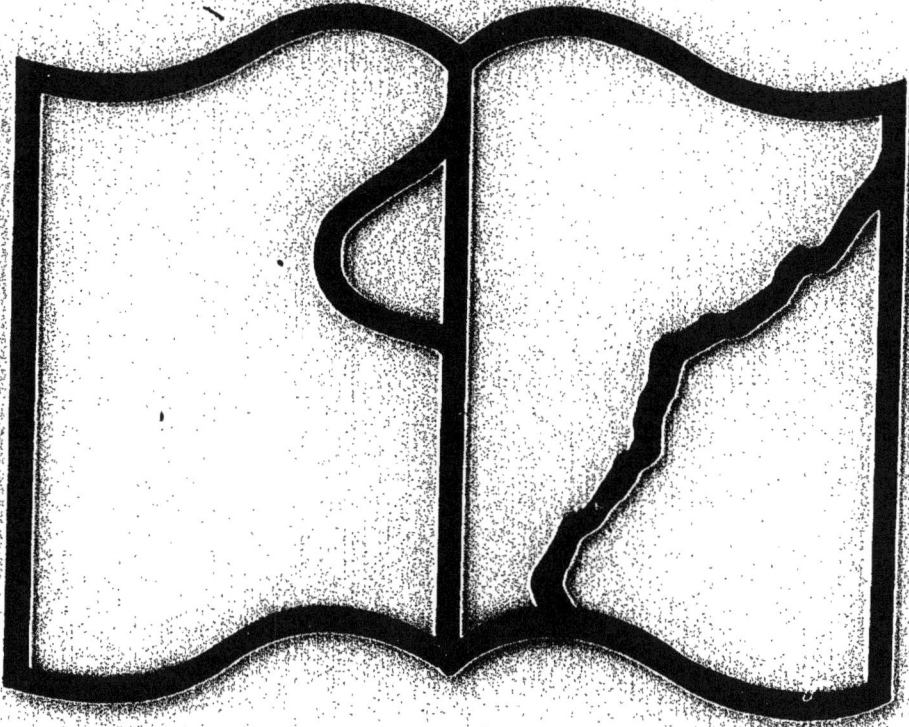

Texte détérioré — reliure défectueuse

NF Z 43-120-11

www.ingramcontent.com/pod-product-compliance
Lightning Source LLC
Chambersburg PA
CBHW071511200326
41519CB00019B/5901